Rheuma

Dr. med. Elisabeth Uitz
Dr. med. Andreas Mayer
Dr. med. Babak Bahadori

Rheuma

vorbeugen – erkennen – behandeln

VERLAGSHAUS DER ÄRZTE

Autoren und Verlag haben alle Buchinhalte sorgfältig erwogen und geprüft, dennoch kann keine Garantie übernommen werden. Eine Haftung der Autoren bzw. des Verlags wird daher nicht übernommen.

Geschützte Warennamen (Warenzeichen) werden im Buch nicht besonders kenntlich gemacht. Aus dem Fehlen eines solchen Hinweises kann aber nicht geschlossen werden, dass es sich um einen freien Warennamen handelt.

Aus Gründen der leichteren Lesbarkeit – vor allem in Hinblick auf die Vermeidung einer ausufernden Verwendung von Pronomen – haben wir uns dazu entschlossen, alle geschlechtsbezogenen Wörter nur in eingeschlechtlicher Form – der deutschen Sprache gemäß zumeist die männliche – zu verwenden. Selbstredend gelten alle Bezeichnungen gleichwertig für Frauen.

www.aerzteverlagshaus.at

1. Auflage 2010

ISBN: 978-3-902552-51-8

Umschlag: malanda-buchdesign
Umschlagfoto: Babak Bahadori
Bildquellenverzeichnis: Alle Bilder von den Autoren
Satz: Helmut Lenhart, 8401 Kalsdorf
Projektbetreuung: Hagen Schaub, Michael Hlatky
Druck & Bindung: Gorenjski Tisk, Kranj

Inhaltsverzeichnis

Jeder kennt die Volkskrankheit „Rheuma" – fast 2 Millionen Menschen leiden in Österreich daran, mehr als 3 Millionen klagen im Laufe eines Jahres zumindest zeitweise über rheumatische Beschwerden. Trotzdem gibt es viele Unklarheiten, wenn von Rheuma gesprochen wird.

Rheuma hat viele Gesichter. Vergleichsweise harmlose Erkrankungen wie der „Hexenschuss" und der Tennisellenbogen zählen genauso zu den rheumatischen Erkrankungen wie die nicht entzündliche Arthrose oder die rheumatoide Arthritis mit ihren entzündlichen Gelenkschwellungen und der Gefahr einer Gelenkzerstörung. Bis heute ist es nicht einfach, eine genaue Diagnose und Zuordnung zu den mehr als 400 Krankheiten, die zum rheumatischen Formenkreis zählen, zu stellen. Die Folgen der Krankheit und der Schmerz können aber hilflos bis zur Invalidität machen. Es ist daher wichtig, dass vor allem das entzündliche Rheuma rasch als solches erkannt wird, um eine zielgerichtete Therapie beginnen zu können.

Um das zu erreichen, müssen die betroffenen Menschen ihre Beschwerden rechtzeitig als rheumatische Erkrankung erkennen und möglichst bald einen Arzt aufsuchen. Spezialisierte Ärztinnen und Ärzte (RheumatologInnen) stellen dann oft schon bei untypischen Symptomen die richtige Diagnose und beginnen von Anfang an gemeinsam mit den Patienten eine maßgeschneiderte Therapie. Da es sich oft um chronische – das heißt die Menschen oft durch Jahre begleitende – Krankheiten handelt, ist die Zusammenarbeit zwischen Ärzten und Patienten ungeheuer wichtig. Je besser informiert die Patienten sind und je besser das Verständnis zwischen Patienten und Ärzten ist, umso Erfolg versprechender wird die Therapie sein.

Für die bessere Information über Rheuma und für das bessere Verständnis mit ihren betreuenden Ärzten haben Kolleginnen und Kollegen der 2. Medizinischen Abteilung des Landesklinikums St. Pölten diesen Wegweiser zusammengestellt. Er soll Ihnen helfen, rechtzeitig zum richtigen Arzt zu gehen, Ihre Krankheit besser zu verstehen und bei Bedarf die richtigen Fragen zu stellen.

Ich wünsche Ihnen eine interessante Lektüre und Antworten auf die Fragen, die Sie beschäftigen.

Prim. Dr. K. Dam
Leiter der 2. Medizinischen Abteilung
des LK St. Pölten

Was *ist* *Rheuma?*

Rheumatoide Arthritis

Krankheitsbild Die rheumatoide Arthritis, im deutschen Sprachraum auch chronische Polyarthritis genannt, ist die häufigste entzündliche Gelenkerkrankung. In Österreich sind zwischen 50.000 und 150.000 Menschen betroffen, etwa dreiviertel davon sind Frauen. Sie ist keine Alterskrankheit, wie oft vermutet wird, und sie hat auch nichts mit Abnützungen der Gelenke zu tun. Sie kann bereits im Kindes- oder Jugendalter beginnen, tritt meist zwischen dem 35. und 50. Lebensjahr auf, also in einem Alter, in dem die Betroffenen meist mitten im Leben stehen. Und sie bleibt. Sie ist keine „Grippe, die schon wieder weggehen wird". Man muss – und kann – sie behandeln, damit die Krankheit nicht sukzessive die betroffenen Gelenke zerstört.

Ursachen Die Krankheit wird durch eine Fehlregulation des körpereigenen Immunsystems ausgelöst. Normalerweise bekämpfen und eliminieren weiße Blutkörperchen als „Polizei" und „Putztrupp" unseres Körpers Eindringlinge. Aus noch unbekannter Ursache greifen körpereigene Immunzellen plötzlich die eigenen Gelenkstrukturen an.
Wahrscheinlich haben bei der Entstehung dieses Fehlverhaltens des Immunsystems Gene einen Einfluss. Dafür spricht eine Häufung der Erkrankung in gewissen Familien. Neben einer anlagebedingten Anfälligkeit werden auch äußere Faktoren vermutet, die zum Ausbruch der Krankheit führen. Dies könnte ein unbekannter infektiöser Erreger wie ein Virus oder ein Bakterium sein. Da mehr Frauen als Männer an der rheumatoiden Arthritis erkranken, wird angenommen, dass auch hormonelle Faktoren eine Rolle spielen.
Die fehlgeleiteten Immunzellen bilden Antikörper gegen die Gelenkinnenhaut und scheiden dort entzündungsfördernde Botenstoffe aus. So kommt es zu einer Gelenkentzündung. Flüssigkeit und Entzündungsstoffe sammeln sich im Gelenk an, das anschwillt, sich überwärmt und manchmal gerötet ist. Beugen und Strecken der Gelenke werden so sehr schmerzhaft, dass der volle Umfang dieser Bewegungen vermieden wird. Die betroffenen Gelenke werden in eine möglichst schmerzarme Schonhaltung gebracht, mit ruhenden Händen auf dem Bauch, oder einem Polster unter den Knien. Hält man sich aber nicht in Bewegung, bleiben die Gelenke in dieser Fehlstellung!
Bei der rheumatoiden Arthritis entwickelt sich ein entzündlicher Teufelskreis, der sich selbst am Laufen hält – vom Ausbruch der Krankheit an ein Leben lang. Ohne richtige Behandlung geht der entzündliche Prozess in das Langzeitstadium

über. Die Gelenkinnenhaut beginnt zu wuchern, wächst in den Gelenkknorpel und Knochen ein, die dadurch zerstört werden. Der Prozess bedeutet ständige Schmerzen, und im Laufe der Zeit verlieren die Gelenke ihre Form und Funktion.

Vorbeugung Eine gezielte Vorbeugung ist nicht möglich.

Beschwerden Es können alle Gelenke befallen werden. Die Gelenke der Hand spielen aber bei der rheumatoiden Arthritis eine Schlüsselrolle. Die Entzündung tritt typischerweise an mehreren Gelenken gleichzeitig und symmetrisch an beiden Körperhälften auf. Die am häufigsten betroffenen Gelenke sind die Finger- und Zehengelenke sowie die Hand- und Sprunggelenke. Weniger häufig sind die Ellenbogen- und Kniegelenke, selten ist das Kiefergelenk betroffen. Charakteristischerweise bleiben bei der rheumatoiden Arthritis aber die Fingerendgelenke beschwerdefrei. Die Wirbelsäule wird normalerweise ausgespart, in schlimmen Fällen greift die Erkrankung aber auch auf die obere Halswirbelsäule über.

Frühzeichen Am Anfang stehen Symptome wie allgemeine Müdigkeit, Leistungsabfall, Steifigkeit der Gelenke vor allem am Morgen, die nicht nur wenige Minuten anhält, sondern viele Minuten bis Stunden. Das Aufstehen aus dem Bett ist erschwert. Die Gelenke sind schließlich stundenlang steif, geschwollen, überwärmt und reagieren extrem schmerzhaft auf Druck und Bewegung. Tagsüber können die Schmerzen zwar nachlassen, aber in der Nacht wachen die Betroffenen oft auf und suchen nach Rheumasalben und Schmerztabletten, um wieder einschlafen zu können. Ein Taubheitsgefühl in den Fingern kann Zeichen einer Sehnenscheidenentzündung der Fingerbeuger sein, weil dadurch ein spezieller Nerv im Hohlhandkanal (= Karpaltunnel) eingeklemmt wird. Tritt dieses sogenannte Karpaltunnel-Syndrom an beiden Händen auf, kann es auf die Entwicklung einer rheumatoiden Arthritis hindeuten. Manche Betroffene klagen über allgemeines Krankheitsgefühl, abendliches Fieber, vermehrtes nächtliches Schwitzen.
Im natürlichen Verlauf ist die Polyarthritis einmal mehr, einmal weniger aktiv, sodass man zu Beginn in ruhigen Phasen sogar versucht ist zu glauben, die Krankheit sei verschwunden – bis zum nächsten Schub. Mit zunehmender Krankheitsdauer bleiben die Morgensteifigkeit und die Schmerzen länger bestehen. Bewegungen fallen dem Betroffenen schließlich aufgrund der Dauerschmerzen und der fortschreitenden Gelenkzerstörung immer schwerer.
Alltagstätigkeiten wie das Anziehen und Hygienemaßnahmen können zu einem zeitraubenden Problem werden. Kleidung kann nicht mehr selbst zugeknöpft, Strümpfe und Socken nicht mehr angezogen werden. Für Waschen und Frisie-

ren braucht man Hilfsmittel oder Hilfspersonen, insbesondere, wenn auch die Schultergelenke mit betroffen sind. Weitere Gehstrecken können zu Fuß kaum mehr bewältigt werden. Bei Begrüßungen versuchen Polyarthritis-Patienten nach Möglichkeit den Händedruck zu vermeiden, da gerade dieser als sehr schmerzhaft empfunden wird. Gegenstände können nicht mehr fest und sicher ergriffen werden, sodass z.B. Geschirr aus den Händen fällt. Trinkgläser werden mit beiden Händen zum Mund geführt. Bei den Mahlzeiten werden Familienangehörige gebeten, das Schneiden mit dem Messer zu übernehmen.
Aber nicht nur die Schwierigkeiten beim Essen führen zu Gewichtsverlust, auch die mit der Krankheit verbundene Appetitlosigkeit. Sie kommt im Gefolge von Schmerzen, Depression, Schlaflosigkeit, Müdigkeit, Mattigkeit, Abgeschlagenheit und allgemeinem Krankheitsgefühl. Instinktiv wird bei der Auswahl der Nahrungsmittel oft Fleisch vermieden, da Rheumapatienten merken, dass nach Fleischgenuss die Schmerzen stärker werden.

Fortschreiten der Erkrankung Die Krankheit verläuft bei jedem Patienten etwas anders. Dauernde Beschwerden kommen bei der rheumatoiden Arthritis ebenso vor wie wochen- bis jahrelange Pausen mit fast völliger Beschwerdefreiheit. Sie verläuft über Jahre bis Jahrzehnte, während der nach und nach viele Gelenke des Körpers zerstört werden. Nehmen die Entzündungszeichen plötzlich wieder zu, spricht man von einem „Schub“ der Krankheit. Von allein kommt die Krankheit aber in der Regel nicht zum Stillstand.
Die Gelenkentzündung umfasst alle Gelenkstrukturen. Sie beginnt im Bereich der Gelenkkapsel und Sehnenscheiden und greift dann auf Bänder, Knorpel und Knochen über. Der Knochen wird durch einwachsendes Entzündungsgewebe und Flüssigkeitsansammlung an den betroffenen Stellen weich wie Butter. Er hält dort stärkerer mechanischer Belastung nicht stand und kann dann eingedrückt und verformt werden und er verliert auch seine Beweglichkeit. Durch die anfangs stark geschwollenen Gelenkkapseln und lockeren Bänder verrutschen die Knochen, sodass z. B. die Finger schief stehen oder verbogen werden. Mit der Bewegungsarmut schwindet auch rasch wertvolle Muskulatur, wodurch die Gelenke noch mehr verzogen werden. Schließlich schrumpft die entzündete Gelenkkapsel, und das Gelenk verbleibt in dieser Fehlstellung. Die Arme können nicht mehr über die Schultern gehoben, die Ellbögen nicht mehr gerade gestreckt, die Finger nicht mehr zur Faust geschlossen und die Knie nicht mehr ganz ausgestreckt werden.

Wichtig! Die Gelenke nicht zu bewegen, sondern ständig in Schonhaltungen zu belassen oder dauernd zu bandagieren, hat genauso nachteilige Folgen auf die Gelenkfunktion, wie die Gelenkentzündung selbst!

Ganzer Körper betroffen Die Entzündung kann sich auf Sehnenscheiden und Schleimbeutel, in seltenen Fällen auch auf Blutgefäße, Herz und andere innere Organe ausdehnen. Bei einem Teil der Patienten sieht man sogenannte Rheumaknoten in der Nähe von Gelenken und Sehnenscheiden. Manchmal sieht man solche auch im Lungenröntgen. Eine schleichende Entzündung der Tränen- und Speicheldrüsen führt langsam zu einer Augen- und Mundtrockenheit. Bei einem kleinen Teil der Patienten kann es zu Hautausschlägen oder sogar Hautgeschwüren an den Beinen kommen. Eine direkte Lungen- und Herzbeteiligung mit stärkerer Atemnot und geschwollenen Beinen findet man eher selten.
Es ist wichtig zu wissen, dass alle Rheumatiker ein erhöhtes Risiko für Herzkreislauferkrankungen wie Bluthochdruck, Herzinfarkt und Schlaganfall haben. Der Grund dafür liegt in der über viele Jahre fortwährenden Mitschädigung der Blutgefäße im Rahmen der Entzündung.

Auswirkungen der Erkrankung Obwohl die rheumatoide Arthritis keine Krebserkrankung ist, bedeutet sie eine ähnliche einschneidende Änderung im bisherigen Leben.
Die täglichen Gelenkschmerzen führen bei den meisten Patienten zu Depression, Angst und Gefühlen von Hilflosigkeit. Ist man vorher noch mitten im Leben gestanden, kann man plötzlich alltägliche Aufgaben nur noch mit Einschränkungen durchführen. Aber nicht nur die Schmerzen selbst machen den Betroffenen zu schaffen. Die zunehmende Leistungsschwäche wird als enorme Bedrohung empfunden, seinen Stellenwert in der Partnerschaft, in Familie und Beruf sowie im sozialen Leben zu verlieren. Von Arbeitslosigkeit bedroht und womöglich dauerhaft auf fremde Hilfe angewiesen, hat man an Freizeitaktivitäten sowieso keine Lust – und dafür auch keine Energie mehr. Die zunehmende körperliche Behinderung wirkt sich auf alle Lebensbereiche negativ aus – der Verlust an Lebensqualität ist enorm. Mit der zunehmenden Krankheitsaktivität steigen nicht nur die Schmerzen. Das Kranksein wird auch, gemessen an der Leistung, die der Patient eben noch bzw. nicht mehr erbringen kann, immer teurer.

Ohne Behandlung verlieren Rheumapatienten im Vergleich zur Normalbevölkerung zehn Lebensjahre; etwa 40% der Patienten erleiden bereits in den ersten sechs Monaten bleibende Schäden an den Gelenken; nach zehn Jahren müs-

sen 18% der Patienten mit künstlichen Gelenken versorgt werden und 10% sind schwerstbehindert.
Bemerkenswerterweise suchen viele Betroffene anfangs weniger ärztliche Hilfe und arbeiten eher an ihrer „Wertminderung". Sie suchen den Hausarzt nur für Schmerzmittel auf und tun anfangs ihr Möglichstes, die Krankheit selbst nicht wahrzunehmen und vor anderen zu verbergen. Damit geht aber wertvolle Zeit für die Frühtherapie verloren. Erst wenn die Schmerzen andauern und zu heftig werden oder wenn bleibende Gelenkschwellungen sichtbar werden, führt der Weg zum Rheumatologen.

Die Krankheit erkennen Die rheumatoide Arthritis kann in den Anfangsstadien aus mehreren Gründen schwer zu diagnostizieren sein. Erstens gibt es keinen einzelnen Test zur Erkennung dieser Erkrankung. Zweitens sind die Symptome von Mensch zu Mensch unterschiedlich und können bei einigen schwerer sein als bei anderen. Weiters müssen andere ähnlich ausschauende rheumatische Erkrankungen ausgeschlossen werden, sodass es manchmal eine Weile dauern kann, bis die Ergebnisse der verschiedenen Untersuchungen wie Einzelteile eines Puzzles zu einem ganzen Bild zusammengefügt worden sind.
Wichtig ist ein ausführliches Patientengespräch, in dem alle Beschwerden des Patienten genau er- und hinterfragt werden müssen. Zusammen mit der ersten körperlichen Untersuchung kann eine erste Verdachtsdiagnose gestellt werden. Für die Diagnose braucht es aber weitere Untersuchungen. Entzündungen und deren Folgen am Gelenk können mit Hilfe von bildgebenden Verfahren sichtbar gemacht werden. Sie gehören neben der körperlichen Untersuchung und dem Labor zu den Säulen der Frühdiagnostik und der Verlaufsbeurteilung der rheumatoiden Arthritis. Mit Hilfe dieser kann man Frühzeichen aufdecken und beurteilen und feststellen, ob im Verlauf durch die Entzündung Schäden an Knorpel, Knochen und Weichteilen entstanden sind.

Bildgebende Untersuchungen Zur Verfügung stehen Ultraschall (Sonographie), Röntgen, Magnetresonanz-Tomographie (MRT), Computer-Tomographie (CT) und die Szintigraphie. Welche Untersuchungsmethode der Arzt wählt, hängt vom Krankheitsstadium und der Fragestellung ab.

- Ultraschall: Man kann bereits frühe Entzündungszeichen und auch schwache Flüssigkeitsvermehrungen in Gelenken und Sehnenscheiden erkennen. Erste Knorpel- und Knochenschäden werden früher als im Röntgen sichtbar. Ein weiterer Vorteil gegenüber dem Röntgen ist die fehlende Strahlenbelastung.

- Röntgen: Bei der rheumatoide Arthritis werden routinemäßig Hände und Vorfüße untersucht, da hier charakteristische Veränderungen auftreten können. Die Röntgenaufnahmen werden zu Beginn der Erkrankung angefertigt und im weiteren Verlauf in größeren Abständen wiederholt, um das Fortschreiten der Gelenkzerstörung zu beurteilen.
- Magnetresonanz-Tomographie: Diese hat einen ähnlichen Stellenwert wie der Ultraschall. Das MRT wird dort eingesetzt, wo man mit dem Ultraschall nicht oder nur schlecht hinkommt und wenn eine noch feinere Beurteilung der Gelenk- und Weichteilstrukturen benötigt wird. Nachteile sind oft lange Wartezeiten auf einen Termin und die Notwendigkeit von Kontrastmittel.
- Computer-Tomographie: Damit kann man den Knochen selbst noch genauer beurteilen. Nachteile sind eine Strahlen- und Kontrastmittel-Belastung.
- Szintigraphie: Bei dieser Methode erhält der Patient eine strahlende Substanz gespritzt, die sich in entzündeten Gelenken anreichert und diese markiert. Nachteil ist die Strahlenbelastung.

Labortests Blut- und Harn-Untersuchungen

- Zu den wichtigsten Tests gehört jener, der die Anwesenheit einer Entzündung im Körper anzeigt. Dieser wird mit Hilfe der Blutkörperchen-Senkungsgeschwindigkeit (BSG) und des C-Reaktiven-Proteins (CRP; ein in der Leber jeweils aktuell bei Entzündungen gebildetes Eiweißmolekül) gemessen.
- Zu den anderen häufig durchgeführten Tests gehören die Bestimmung der Anzahl der weißen Blutkörperchen, ein Bluttest auf Blutarmut, die Überprüfung der Leber- und Nierenwerte im Blut und eine Harnprobe, um einen Harnwegsinfekt, den man eventuell gar nicht spürt, als Ursache der erhöhten Entzündungswerte auszuschließen.
- Ein wesentlicher Test ist die Bestimmung des Rheumafaktors (RF), eines Antikörpers, der im Blut der meisten Patienten mit rheumatoider Arthritis nachweisbar ist. Jedoch ist der Test nicht bei allen Menschen mit rheumatoider Arthritis positiv. Und bei einigen Menschen, bei denen der Test positiv ausfällt, entwickelt sich die Erkrankung gar nicht. Seit ein paar Jahren werden daher Antikörper gegen Citrullin, einem Eiweißbaustein, bestimmt, der schon früher als der RF nachweisbar sein kann und bei der Früherkennung der rheumatoiden Arthritis mithilft.

Patientengeschichte – Krankheitsverlauf

Ich habe rheumatoide Arthritis nun seit bald 30 Jahren. Es begann im Alter von 29 Jahren in den 1980er Jahren. Ich merkte immer wieder Schmerzen in den Schulter- und Handgelenken, dachte aber an Überbelastung der Gelenke. Meine jüngere Tochter war damals noch klein, ich trug sie viel umher, vielleicht kam es davon. Nachdem die Schmerzen nach einer Woche wieder aufhörten, vergaß ich sie wieder. Bis ich nach einem Monat plötzlich in der Nacht durch starke Schulterschmerzen aufgeweckt wurde und nicht mehr einschlafen konnte. Am Morgen fühlte ich mich ganz steif, die Finger waren bamstig, und ich konnte auch keine Faust bilden. Meiner Familie ließ ich nicht anmerken, wie schwer es mir fiel, meinen kleinen Sohn in der Früh anzuziehen. Ich bat meine ältere Tochter darum, denn wir mussten alle aus dem Haus – die größere in die Schule, die kleinere in den Kindergarten, mein Mann und ich zur Arbeit. Wahrscheinlich hatte ich mich verkühlt. Tagsüber vergingen die Beschwerden, kamen aber in der Nacht wieder. Am nächsten Abend ging ich zu meiner Nachbarin, von der ich wusste, dass sie Schmerzmittel zu Hause hatte. Mit diesen waren die Beschwerden nach ein paar Tagen wieder verschwunden, und ich vergaß sie wieder. Zwei Wochen später bemerkte ich Knie- und Vorfußschmerzen, die ich mir nicht erklären konnte. Ich überlegte, wo und wie ich mich verletzt haben könnte, mir fiel aber nichts ein, und ich tat das mit „wahrscheinlich unbemerkt, in der Hektik passiert“ als Lappalie ab, nahm die Schmerzmittel und ging zur Tagesordnung über. Ich bekam zwar Magenschmerzen von den Tabletten, aber sie halfen.

Drei Monate später spürte ich wieder starke Schulterschmerzen in der Nacht, und mein Hausarzt schickte mich zum Röntgen und zum Orthopäden. Das Schulterröntgen war unauffällig. Mein Orthopäde meinte, es sei wahrscheinlich nur eine Überbelastung gewesen und gab mir eine Injektion gegen die Entzündung und die Schmerzen. Vom nächsten Tag an war ich dann auch tatsächlich beschwerdefrei.

Einige Wochen später begann ich mich zunehmend müde zu fühlen, obwohl ich nicht mehr als sonst auch gearbeitet hatte. Ich fühlte mich zudem etwas grippig und dachte an einen Infekt. Mein Hausarzt verschrieb mir daraufhin Antibiotika und Schmerzmittel, mit denen sich meine Beschwerden auch tatsächlich besserten und nach zwei Wochen verschwanden.

Etwa zwei Monate später kamen aber das grippige Gefühl, zusammen mit Schwellungen in den Hand- und Fingergelenken wieder, zusätzlich Schmerzen in den Vorfüßen, sodass ich kaum gehen konnte. Meine Finger wurden in der Früh zunehmend steif und auch die nächtlichen Schulterschmerzen kamen wieder. Diesmal halfen die Schmerzmittel und Antibiotika nicht mehr, und mein Hausarzt schickte mich neuerlich zum Orthopäden. Im Röntgen war noch immer nichts zu sehen, und ich erhielt Infiltrationen im Schulter- und Nackenbereich und eine Injektion ins Gesäß. Nach ein paar Stunden waren die Schmerzen und Schwellungen weg. Ich freute mich, meine Familie freute sich, aber die Wirkung hielt diesmal nur eine Woche an. Ich nahm wieder Schmerzmittel, von denen ich noch welche hatte, sie halfen aber nur kurz. Aus Furcht vor Nebenwirkungen traute ich mich nicht, mehr als ein bis zwei Stück pro Tag zu nehmen, sodass ich laufend Schmerzen hatte. Meiner Familie versuchte ich nichts anmerken zu lassen. Zum Arzt wollte ich nicht gleich wieder gehen. Ich „funktionierte" wie immer, war „fröhlich" und wartete darauf, dass die Beschwerden wie früher einfach wieder vergingen. So lange würde ich schon die Zähne zusammenbeißen und durchhalten.

Als das nicht der Fall war, begann ich langsam Angst zu bekommen. Die Schmerzen untergruben meine zentrale Stellung in der Familie, meinen Arbeitsplatz, meine Lust an Intimität, meine Freude zu reisen. Ich war häufig gereizt wegen meiner Leistungseinschränkung, da ich nicht mehr wie früher funktionierte. Die Tabletten konnten meine Schmerzen nur kurzfristig unterdrücken. Sie hatten keinen Einfluss auf die Gelenkschwellungen oder mein schlechtes Befinden, und ich hatte bereits ziemliche Magenschmerzen. In der Nacht wurde ich neben den Gelenkschmerzen von Alpträumen gequält. Mit aller Macht zog die Krankheit fast jegliche Energie aus mir, und ich fühlte mich unendlich allein. Ich hatte Furcht, wegen der Krankenstände meinen Arbeitsplatz zu verlieren, vor allem aber davor, dass ich die Liebe meines Mannes und meiner Kinder verlieren würde. Darum versuchte ich die Krankheit zu ignorieren, alles sollte so bleiben wie es war. Ich vertraute mich auch nicht Verwandten oder Freunden an und gab „Kopfschmerzen" vor, wenn ich sie um Schmerzmittel bat.

Ich versuchte, mich aus Zeitschriften und Büchern zu informieren und hörte, wenn ich wieder einmal für ein Schmerzmittelrezept im Wartezimmer meines Hausarztes saß, mit weit offenen Ohren anderen Patienten zu, wie sie über Gelenkschmerzen und Rheuma sprachen. Die angepriesenen diversen Tees, Kräuter, Salben oder Tinkturen halfen bei mir aber nichts. Einzig das Reduzieren des Fleischkonsums linderte ein wenig das Ausmaß der Gelenkschmerzen und besserte mein Befinden und Selbstwertgefühl. Langsam merkte ich, dass Verdrängen nichts half. Ich musste vor allem einmal wissen, welche Krankheit ich hatte, denn gestorben war ich noch nicht, und vielleicht konnte man mir ja doch helfen. Meine Augen brannten, es fühlte sich an, als wäre dauernd ein Fremdkörper oder Sand drin. Und mein Mund war trotz vielen Trinkens dauernd trocken. Mein Hausarzt hatte inzwischen für mich einen Termin in einer Rheumaambulanz ausgemacht. Die Diagnose „rheumatoide Arthritis mit sekundärem Sjögrensyndrom" war für mich ein Schock, denn ich hatte noch von den Wartezimmergesprächen im Ohr, dass man gegen diese Krankheiten nichts machen könne. Irgendwann ende man im Rollstuhl, trotz Rheumamedikamente, die sowieso nichts als schlimme Nebenwirkungen brächten.

Dafür, dass diese Leute nicht recht hatten, bin ich das beste Beispiel, obwohl ich mich erst drei Jahre nach den ersten Beschwerden in die Hände eines Rheumatologen begeben habe. Ich kann mich noch gut an die Diskussionen wegen der Medikamente, die ich nicht – und schon gar nicht auf Dauer – nehmen wollte, erinnern. Es ist seiner Geduld und Hartnäckigkeit zu verdanken, dass ich heute nicht nur nicht im Rollstuhl sitze, sondern kaum Beschwerden habe und meine Gelenke fast ohne Einschränkungen funktionieren. Gleich viel Dank gilt meiner Familie und meinen Freunden.

Medikamente, professionelle psychische Begleitung, regelmäßige Krankengymnastik und Freunde, die einen immer wieder unterstützen und zum Lachen bringen, helfen mir dabei, meine Krankheit und meinen Körper zu akzeptieren und mein Selbstbewusstsein nicht durch diese Krankheit zerstören zu lassen.

Arthritis psoriatica (Psoriasisarthritis, PsA)

Krankheitsbild Die Psoriasis-Arthritis ist eine chronische Gelenkentzündung, die bei rund 5 bis 10% der Psoriasis-Patienten auftritt. Frauen und Männer sind von ihr gleichermaßen betroffen. Das Auftreten der Krankheit ist in jedem Alter möglich, zwischen dem 30. und 40. Lebensjahr gibt es aber einen Häufigkeitsgipfel. Die Psoriasis-Arthritis tritt in drei von fünf Fällen vor einer Schuppenflechte-Erkrankung auf.

Ursachen Die Psoriasis-Arthritis ist eine Autoimmunerkrankung, deren Ursachen noch unbekannt sind.

Vorbeugung Eine gezielte Vorbeugung ist nicht möglich.

Früherkennung Weil die Psoriasis-Arthritis meist vor der Hauterkrankung selbst auftritt, ist eine Früherkennung schwierig. Die Abgrenzung zur rheumatoiden Arthritis ist mitunter nicht einfach.

Beschwerden Meist entzünden sich die Endgelenke an Fingern und Zehen. Im Unterschied zur rheumatoiden Arthritis sind weniger die Gelenke und in einem anderen Verteilungsmuster befallen. Rheumaknoten treten nicht auf. Die Finger- und Zehennägel sind bei der Psoriasis oft mit betroffen und bekommen häufig weiße Flecken, Querfurchen oder Tüpfelungen und beginnen krümelig zu zerfallen. Die Gelenkumgebung ist geschwollen und gerötet. Eine Verwechslung mit einem Nagelpilzbefall kann vorkommen. Das Besondere an der Psoriasis-Arthritis ist die ungewöhnliche Kombination verschiedener Gelenk- und Knochenveränderungen. Gelenkhautentzündung, die Produktion Knochen abbauender Zellen, Knochenneubildung und die Wucherung der Knochenhaut können gleichzeitig auftreten. Der Knochen kann sich bei Psoriasis-Arthritis manchmal so weit auflösen, dass im Röntgen statt Gelenken nur mehr zugespitzte bzw. ausgedünnte Knochen zu erkennen sind. Typisch sind auch langwierige Sehnenscheidenentzündungen ganzer Finger oder Zehen, die zum Bild von „Wurstfinger" oder Wurstzehen führen. Auch die Wirbelsäule und die Gelenke zwischen Becken und Kreuzbein können betroffen sein, was zu starken Rückenschmerzen führen kann. Charakteristisch für eine Psoriasis-Arthritis sind entzündete Sehnenansätze an den Fersen, Fingern und in der Nähe der Hüftgelenke. In bis zu 20% der Fälle treten auch Bindehaut- und Regenbogenhautentzündungen auf. Innere Organe werden sehr selten befallen.

Diagnose Wenn eine Psoriasis der Haut festgestellt wird, ist der Verdacht auf Psoriasis-Arthritis als Ursache der Gelenkbeschwerden groß. Ein typisches Gelenkbefallsmuster kann die Verdachtsdiagnose erhärten. Für die Psoriasis-Arthritis gibt es keine spezifischen Labor-Parameter. Die Entzündungswerte können sogar normal sein, Rheuma-Faktoren fehlen in der Regel. Nicht selten sind ähnliche Harnsäurewerte zu finden wie bei einer Gicht. Charakteristische Veränderungen in den bildgebenden Untersuchungen wie Ultraschall, Magnetresonanz oder Röntgen erhärten die Diagnose.

Entzündliche Wirbelsäulenerkrankungen (Spondylarthritiden, SpAs)

Krankheitsbild Auch die Wirbelsäule kann bei den chronisch entzündlichen rheumatischen Erkrankungen betroffen sein, was im medizinischen Sprachgebrauch „Spondylarthritis" genannt wird. Dabei entzünden sich die Strukturen der Wirbelsäule wie Wirbelkörper, Seitengelenke und Bänder, und auch die Kreuzdarmbeingelenke im Beckenbereich, wo die Erkrankung meist auch beginnt.
Man unterscheidet fünf Varianten der Spondylarthritiden. Hauptvertreter ist der **Morbus Bechterew,** auch Spondylitis ankylosans genannt. Daneben gibt es noch vier weitere Untergruppen, die sich im Befallsmuster der Wirbelsäule, Kreuzdarmbeingelenke, der übrigen großen und kleinen Gelenke des Körpers, der Haut, der Augen und der anderen Organe unterscheiden.

Ursachen Die Ursachen dieser Formen der Autoimmunerkrankungen sind zum Großteil unbekannt. Auffallend ist aber eine angeborene und vererbbare Anfälligkeit von Menschen, die das Merkmal „HLA-B27" in sich tragen. Bei diesen Menschen neigt das Immunsystem zu einer Fehlreaktion, wodurch plötzlich körpereigene Strukturen an der Wirbelsäule, den Kreuzdarmbeingelenken und anderen Gelenken angegriffen werden. Bei einer Untergruppe, der sogenannten „reaktiven" Form, besteht ein Zusammenhang mit vorausgegangenen Infektionen mit bestimmten Keimen, die eine Durchfallerkrankung oder einen Harnwegsinfekt verursacht haben. Im 18. und 19. Jahrhundert sind viele Matrosen an sexuell übertragbaren Infektionen erkrankt. Bei dafür anfälligen Personen haben sich dann drei bis vier Wochen nach dem Infekt die Gelenk- und Wirbelsäulenbeschwerden bemerkbar gemacht.
Demgegenüber ist der Auslöser bei der Psoriasis und den anderen Formen un-

klar. Insgesamt stellt HLA-B27 einen Risikofaktor für das Erkranken an einer entzündlichen Wirbelsäulenerkrankung dar, es gibt aber viele HLA-B27 positive Personen, die völlig gesund sind. Eine Diagnose durch das Vorhandensein dieses Merkmals allein kann nicht gestellt werden.

Vorbeugung Eine gezielte Vorbeugung ist nicht oder nur sehr schwer möglich, wie z. B. Schutz vor Infektionen.

Morbus Bechterew

Krankheitsbild Das durchschnittliche Manifestationsalter des Morbus Bechterew liegt zwischen dem 20. und 30. Lebensjahr. Ein Erkrankungsbeginn um oder vor dem 16. Lebensjahr ist selten. Leitsymptome sind der tief sitzende Kreuzschmerz mit seinem Maximum nachts, verbunden mit ausgeprägter, vor allem morgendlicher Steifigkeit. Die Beschwerden bessern sich im Tagesverlauf und bei Bewegung. Betroffene stehen nachts oftmals auf, wenn sie durch die Kreuzschmerzen aufwachen und gehen umher oder machen Bewegung, weil das die Schmerzen bessert. Das sind wichtige Unterscheidungsmerkmale zum mechanisch verursachten Kreuzschmerz, der durch Bewegung schlimmer wird.

Früherkennung Etwa 5% der Patienten mit tief sitzendem Kreuzschmerz, der länger als drei Monate anhält, haben eine entzündliche Wirbelsäulenerkrankung und bedürfen somit einer spezifischen Therapie. Diese Symptome lassen sich auf die bereits früh im Erkrankungsverlauf auftretende, entzündliche Zerstörung der Kreuzdarmbeingelenke zurückführen. Die ständigen Schmerzen führen zu Schlafstörungen und damit zu chronischer Müdigkeit. Trotzdem dauert es bis zu sieben Jahre, bis Betroffene zum Rheumatologen kommen und die richtige Diagnose gestellt wird!

Beschwerden Charakteristisch sind die tief sitzenden Lendenwirbelsäulen- und Kreuzschmerzen mit Ausstrahlung in den Gesäßbereich. Oft beginnt die Schmerzsymptomatik einseitig und erfasst erst nach mehreren Monaten die andere Seite. Ein weiteres Charakteristikum sind Entzündungsreaktionen im Bereich von Sehnen- und Bänderansatzpunkten, mit entsprechenden Schmerzen. Mit zunehmender Krankheitsdauer und immer größerem Befall der Wirbelsäule, im Speziellen der Brustwirbelsäule, treten atemabhängige Schmerzen im Brustkorb auf. Die Verknöcherung der Rippen-Wirbel-Gelenke vermindert die

Dehnbarkeit des Brustkorbes und behindert die Atmung. Dies kann zu Atemnot führen. Bechterew-Patienten weichen auf eine Bauchatmung aus. Mit der Zeit kann sich dadurch neben der typischen steifen Fehlhaltung der Wirbelsäule und als weiteres Charakteristikum ein Kugelbauch entwickeln.
Die Folgen der entzündlichen Gelenkzerstörung sind massive, die Lebensqualität stark beeinträchtigende Schmerzen. Nach 20 Krankheitsjahren haben 80% der Betroffenen tägliche Schmerzen, mehr als 60% nehmen regelmäßig Medikamente. Zusätzlich kommt es bei länger bestehender Entzündung zum knöchernen Durchbau der Gelenke. Das führt vor allem im Bereich der Wirbelsäule zur Versteifung mit massiver Einschränkung der Beweglichkeit. Die Verrichtungen des täglichen Lebens gestalten sich immer schwieriger und werden im Extremfall unmöglich. Problematisch ist auch eine Einengung oder Kompression des Rückenmarks.
Manifestationen des Morbus Bechterew außerhalb des Skelettsystems sind selten, dürfen aber ob der sie begleitenden schweren Komplikationen nicht übersehen werden, da sie oft eines raschen therapeutischen Eingriffes bedürfen. Erwähnenswert sind Entzündungen großer Blutgefäße (Aorta und ihre großen Äste), der Herzklappen oder des Herzbeutels mit entsprechenden Funktionseinbußen.

Reaktive Arthritis

Krankheitsbild Hier kann jedes Gelenk des menschlichen Körpers, mit Bevorzugung der großen Gelenke, wie Schultern und Knie befallen sein. Oft kommt es zu einem asymmetrischen Befall der Kreuzdarmbeingelenke. Wie bei der Psoriasisarthritis können über Sehnenscheidenentzündungen Wurstfinger oder Wurstzehen das Greifen und Gehen beeinträchtigen. Schmerzhafte Sehnenansatzentzündungen behindern die Beweglichkeit. Zudem können psoriasisähnliche Hautschuppungen beobachtet werden. 40–50% der Betroffenen sind HLA-B27 positiv.
Ursachen Die Gelenk- und Wirbelsäulensymptome treten zeitversetzt, zwei bis drei Wochen nach einem Infekt, im Bereich des Darm- oder Harntraktes oder der Geschlechtsorgane auf.

Spondylarthritis psoriatica

Krankheitsbild Die Schuppenflechte kann neben den großen und kleinen Gelenken an Armen/Händen und Beinen/auch die Kreuzdarmbeingelenke (meist asymmetrisch) und die Wirbelsäule befallen. Im fortgeschrittenen Stadium zeigen sie an der Wirbelsäule charakteristische Veränderungen, die sie z.B. vom Morbus Bechterew unterscheiden lassen. Ein Zusammenhang mit HLA-B27 ist gegenüber den Psoriasisarthritisformen ohne Wirbelsäulenbeteiligung häufiger, insgesamt aber seltener als bei den reaktiven Formen.

Ursachen Die Psoriasis-Arthritis ist eine Autoimmunerkrankung, deren Ursachen noch unbekannt sind.

Undifferenzierte Spondylarthritiden

In diese Untergruppe reiht man die entzündlichen rheumatischen Erkrankungen, die Merkmale einer Spondylarthritis zeigen, die man aber nicht in eine konkrete Untergruppe einordnen kann.

Krankheitsbild Gemeinsam ist allen Untergruppen, dass es zu einer Beteiligung von Augen, Haut, Darmschleimhäuten, Herz und Blutgefäßen kommen kann. Charakteristisch ist eine Entzündung der Regenbogenhaut. Wie bei Morbus Bechterew, kann eine entzündliche Gefäßwandschädigung der Aorta und der von ihr abgehenden großen Gefäße auftreten und/oder eine Entzündung von Herzklappen und Herzbeutel.

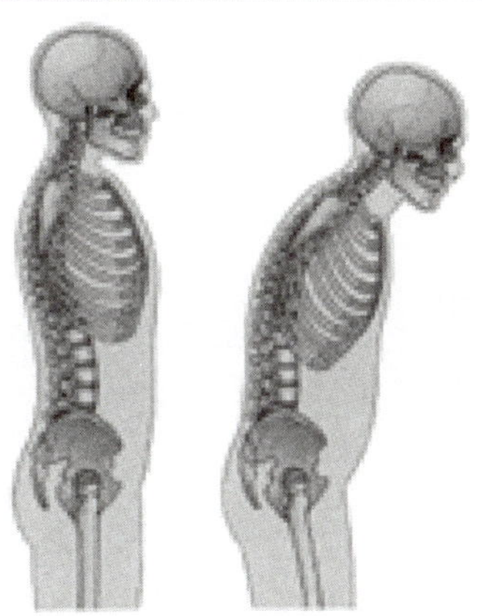

Haltung bei fortgeschrittener langjähriger AS

Ursachen Ein Zusammenhang mit einer genetisch bedingten Erkrankungsbereitschaft und bestimmten Infektionen wird vermutet.

Diagnose Wichtig ist ein ausführliches Patientengespräch, in dem alle Beschwerden des Patienten genauer beschrieben und hinterfragt werden müssen. Die Befragung muss auch frühere Erkrankungen oder Unfälle erfassen und in einer Familie gehäuft auftretende Krankheiten einschließen. Im Anschluss daran folgt eine genaue klinische Untersuchung, welche, mittels exakt festgelegter Vermessungen, die Beweglichkeit der Wirbelsäule in allen Raumrichtungen ermitteln muss. Eine genaue Beurteilung aller Gelenke zum Ausschluss oder Beweis einer Entzündung ist erforderlich. Anschließend werden die bildgebenden Befunde in die Diagnosestellung einbezogen. Da normale Röntgenuntersuchungen zur Diagnose der Frühformen nicht ausreichen, muss in unklaren Fällen eine Untersuchung mittels Magnetresonanztomographie angeschlossen werden. Zum Ausschluss einer anderen Grunderkrankung, oder Mitbeteiligung anderer Organsysteme, sind vereinzelt aufwendige Untersuchungsgänge notwendig.

Sarkoidose

Krankheitsbild Diese Erkrankung wird auch **Morbus Böck** genannt. Sie befällt das Bindegewebe und verursacht dort knötchenförmige, entzündliche Veränderungen. Zu 90% befällt die Krankheit die Lunge, sie kann aber auch jedes andere Organ befallen. Die Sarkoidose kommt hauptsächlich bei Patienten im Alter von 20-40 Jahren vor; Frauen sind etwas häufiger betroffen als Männer.
In etwa 5% beginnt die Sarkoidose plötzlich mit einer Gelenkentzündung, meist im Sprunggelenkbereich und/oder äußert schmerzhaften blauroten Knoten, die meist an den Streckseiten der Unterschenkel zu finden sind. Zugleich treten Fieber und eventuell Husten auf. Auch eine Bindehautentzündung der Augen kann vorkommen. Atemnot fehlt meistens. Die im Röntgen sichtbaren typischen und oft imposanten Lungenveränderungen verursachen seltsamerweise kaum Beschwerden.
Die chronische Form kommt bei 95% der Patienten vor. Sie macht anfangs häufig überhaupt keine Beschwerden und wird meist als Zufallsbefund bei einer Röntgenuntersuchung der Lunge diagnostiziert, wo sich Lymphknotenvergrößerungen und/oder knötchenförmige Entzündungsherde zeigen. Später tritt eventuell Reizhusten auf. Manchmal führt sie zu einer Vermehrung der Bindegewebsfasern und zu narbigen Verziehungen in der Lunge, was dann doch Atemnot und eine Herzbelastung verursachen kann.
Bei etwa 20% der Patienten findet man rötlich-lilafarbene erhabene Hautveränderungen, oft im Bereich von Nase und Wangen. Bei der chronischen Augenbeteiligung können unter anderem Kalkablagerungen in Horn- und Bindehaut auftreten. Auch Nervenentzündungen und -ausfälle können vorkommen. Eine

Herzbeteiligung macht sich durch Rhythmusstörungen bemerkbar. Neben den Lymphknoten im Brustkorb- bzw. Lungenbereich können auch andere Lymphknotenstationen befallen sein. Auch in Leber, Milz und Knochen können knötchenförmige Entzündungsherde auftreten. Die Sarkoidose heilt meist von allein ab. Therapiebedürftig wird sie, wenn durch den Ort des Befalls Komplikationen abzusehen wären. Da sie vor allem nach einer Behandlung nur sehr selten in eine chronische Form übergeht, bedürfen nur wenige Patienten einer Langzeittherapie.

Ursachen Ein Zusammenhang mit einer genetisch bedingten Erkrankungsbereitschaft und bestimmten Infektionen wird vermutet.

Diagnose Bei der akuten Form können die Beschwerden eine Sarkoidose vermuten lassen. Bei der chronischen Form kann es, ob ihrer Symptomarmut, ein Zufallsbefund in einem Lungenröntgen sein. Charakteristische Autoantikörper kommen nicht vor, eventuell aber andere als Laborbefunde aus Blut und Harn. Um eine Tuberkulose, die ähnlich aussehen kann, auszuschließen, kann eine Lungenspiegelung mit Gewinnung von Spülmaterial Gewebeproben notwendig werden. Heute häufigere Komplikationen der Sarkoidose sind jedoch bestimmte Pilzinfektionen der Lunge. Ebenfalls ausgeschlossen werden muss eine bösartige Lymphknotenerkrankung (Morbus Hodgkin).

Hashimoto-Thyreoiditis (Autoimmunthyreopathie Hashimoto)

Krankheitsbild Die Hashimoto-Thyreoiditis ist eine Erkrankung, bei der das körpereigene Abwehrsystem die Schilddrüse angreift und langsam das Schilddrüsengewebe zerstört. Anfängliche Phasen mit entzündlich bedingter Überfunktion werden schließlich von der Phase mit zunehmender Schilddrüsenunterfunktion abgelöst. Die Erkrankung verläuft chronisch, die Schilddrüse verliert über Jahre immer mehr an Funktion. Bei etwa 25% der Erkrankten finden sich weitere Autoimmunerkrankungen wie rheumatoide Arthritis, SLE, Sjögren-Syndrom, Autoimmunhepatitis und andere. Die Beschwerden sind individuell sehr unterschiedlich ausgeprägt. 80% der Betroffenen haben mit einer angepassten hormonellen Behandlung („Schilddrüsentabletten“) keine oder geringe Beschwerden. 20% der Erkrankten zeigen zahlreiche Beschwerden, die mit einer Hormontherapie nicht immer vollständig verschwinden. Typische Symptome sind: Müdigkeit, Frieren, Gewichtszunahme, Konzentrationsstörungen, Depression, trockene Haut, Muskel- und Gelenkschmerzen und bei Frauen Zyklusstörungen. Eine Augenbeteiligung wie beim Morbus Basedow – einer anderen Autoimmunerkrankung der Schilddrüse – ist möglich, aber sehr selten.

Ursachen Es werden verschiedene Auslöser wie eine genetische Veranlagung, Infektionen mit bis heute unbekannten Erregern, Jodbelastungen durch Medikamente oder jodhaltige Kontrastmittel, hormonelle Umstellungen sowie psychischer Stress vermutet.

Diagnose Bei Verdacht auf eine Hashimoto-Thyreoiditis werden Blutuntersuchungen und eine Ultraschalluntersuchung der Schilddrüse durchgeführt. Manchmal können weitere bildgebende Verfahren und die Entnahme einer Gewebeprobe erforderlich sein.

Raynaud-Syndrom

Krankheitsbild Die Krankheit ist eine durch Kälte verursachte, phasenhaft ablaufende Durchblutungsstörung der Finger. Sie ist durch das anfallsweise Weißwerden der ganzen Hand, einzelner Finger oder von Teilen der Finger (Fingerkuppen), gefolgt von einer tiefblauen Verfärbung und anschließenden Rötung gekennzeichnet. Oft sind nicht alle drei Phasen vorhanden, z.B. bemerken Betroffene nur das Weiß- oder Blauwerden der Finger. Meist reicht allein das Hineinfassen in einen Kühlschrank oder eine Tiefkühltruhe, der Griff ans kalte Lenkrad oder auch nur Händewaschen mit kaltem Wasser, um einen Raynaud-Anfall auszulösen. Stress, der bei den meisten Menschen kalte Hände verursacht, kann Anstoß für eine Raynaud-Attacke auch in warmer Umgebung sein. Das Raynaud-Syndrom tritt bei 3 bis 16% der Bevölkerung auf, wobei Frauen fünf bis zehnmal häufiger davon betroffen sind als Männer. Die ersten Symptome beginnen sich typischerweise im Alter von 14 bis 40 Jahren bemerkbar zu machen. Bei Männern treten die Beschwerden im späteren Lebensalter auf. Bei der normalen Blutgefäßreaktion reagieren die kleineren Gefäße in den Außenzonen des Körpers auf Kälte mit Zusammenziehen, um einen Wärmeverlust zu vermeiden, und auf Wärme mit einer Ausweitung, um einem Hitzestau entgegenzuwirken. Bei Personen mit Raynaud scheint das Gleichgewicht zwischen gefäßverengenden und gefäßerweiternden Regulationsmechanismen gestört zu sein. Es kommt zu einem Überschießen der normalen Reaktion, wobei sich die kleinen versorgenden Blutgefäße von Händen, Füßen, Ohren, Wange, Nase und sogar sehr selten der Brustwarzen bei Kälteeinwirkung krampfartig zusammenziehen. Dadurch erscheinen die Finger bzw. Zehen plötzlich weiß, dann bläulich, kalt, starr und gefühllos. Ist die Attacke vorbei, meist in wärmerer Umgebung, laufen die Finger und Zehen dunkelrot an, beginnen zu beißen, jucken, brennen, stechen oder pochen. Die Attacken können wenige Minuten bis mehrere Stunden andauern.

Man unterscheidet ein primäres Raynaud-Syndrom, das etwa 70% der Raynaud-Symptomatik ausmacht und ohne andere Hintergrunderkrankung auftritt. Diese Form ist eine rein funktionelle Störung der kleinen Gefäße der Körperaußenzonen ohne erkennbare Grunderkrankung. Charakteristisch sind ein Auftreten vor dem 40. Lebensjahr, ein symmetrischer – also beidseitiger, gleichmäßiger – Befall der Hände bzw. der Zehen, wobei Daumen bzw. Großzehen meist ausgespart bleiben. Es besteht eventuell eine positive Familienanamnese. Im Gegensatz zur sekundären Raynaud-Krankheit ist der Langzeitverlauf hier günstig. Es kommt fast nie zum Absterben der Fingerkuppen. Die Beschwerden lassen im Alter nach.

Beim sekundären Raynaud-Syndrom werden Hände und/oder Füße ungleichmäßig befallen. Es ist Ausdruck einer anderen zugrunde liegenden Erkrankung. Ursachen sind Regulationsstörungen durch Rauchen, Nervenschädigung wie bei Karpaltunnelsyndrom oder durch Medikamente wie Migränemittel. Weiters kommt es bei Gefäßverkalkung (Arteriosklerose) und im Umfeld von entzündlichen Bindegewebserkrankungen und Blutgefäßentzündungen vor. Beim Fortschreiten der Erkrankung kann es zu Wachstumsstörungen der Nägel sowie Absterben der Fingerkuppen (Rattenbissphänomen) kommen.

Ursachen Beim primären Raynaud-Syndrom werden psychische Auslöser vermutet. Beim sekundären Raynaud-Syndrom reagieren die Blutgefäße bei einer anderen Grunderkrankung mit.

Diagnose Ein Raynaud-Syndrom kann durch Funktionsuntersuchungen bestätigt werden. Wenn Beschwerden eines Raynaud-Syndroms auftreten, muss – vor allem bei asymmetrischem Befall – aber auch nach einer eventuell zugrunde liegenden Hintergrunderkrankung gefahndet werden.

Entzündliche Bindegewebserkrankungen (Kollagenosen)

Was sind Kollagenosen? Hierbei handelt es sich um seltene entzündliche autoimmunologische Bindegewebserkrankungen. Da Bindegewebe überall im Körper vorkommt, ist ihr Erscheinungsbild variabel und ihre Diagnose schwierig und oft langwierig. Eine genaue Diagnosestellung ist für die weitere Therapie, zur Abschätzung der eventuell lebensbedrohenden Komplikationen, sehr wichtig.

Ursachen Die Ursachen für diese Autoimmunerkrankungen sind zum Großteil unbekannt. In manchen Fällen dürfte eine erbliche Komponente eine Rolle spielen.

Vorbeugung Eine gezielte Vorbeugung ist nicht möglich. Eine gesunde Lebensweise mit regelmäßiger Bewegung, Entspannung und gesunder Ernährung sowie das Meiden von Rauchen und Stress kann sich positiv auf das Abwehrsystem des Körpers auswirken. Für Patienten mit Systemischem Lupus erythmatodes gilt zusätzlich, sich vor zu großer Sonnenbestrahlung zu schützen.

Früherkennung Eine Früherkennung ist durch die anfangs unspezifischen Symptome oft schwierig. Bei Verdacht sind daher Verlaufskontrollen wichtig, um eine notwendig werdende Behandlung zum richtigen Zeitpunkt beginnen zu können.

Beschwerden Da sich Bindegewebe überall im Körper befindet, kann bei diesen Erkrankungen der gesamte Körper betroffen sein. In einem ausführlichen Patientengespräch werden die Beschwerden des Patienten genau erfragt und der Patient wird auf einen Zusammenhang mit einer vermutlichen Kollagenose untersucht. Zeigen sich auch bei der körperlichen Untersuchung Hinweise, werden Labor- und bildgebende Untersuchungen angeschlossen. Insbesondere wird nach Autoantikörpern gesucht, die bei den einzelnen Kollagenosen in einem bestimmten Muster auftreten können. Es sei an dieser Stelle jedoch darauf hingewiesen, dass Laborwerte die Erkennung der Erkrankung lediglich unterstützen und keinesfalls als alleiniger Parameter zur Bestimmung der Therapiebedürftigkeit herangezogen werden dürfen. Erst in Zusammenschau aller Einzelbefunde kann eine Diagnose gestellt werden.

Systemischer Lupus erythematodes

Krankheitsbild Betroffen von dieser Erkrankung sind vor allem junge Frauen. Die Erkrankung hat einen oft sehr schleichenden Beginn mit Phasen von Müdigkeit, Mattigkeit und Abgeschlagenheit, begleitet von unspezifischen Gelenkschmerzen. Dieses Stadium der Erkrankung kann über viele Jahre hinweg bestehen bleiben oder sich rasch weiterentwickeln. Neben typischen Hautveränderungen im Gesicht (charakteristischerweise schmetterlingsförmig über Wangen und Nase), oft ausgelöst oder verstärkt durch Sonnenbestrahlung, kommt es in vielen Fällen zu einem Befall innerer Organe. Auftreten können Entzündungen der Niere, des Herzens und Herzbeutels, der Lunge und des Lungenfells sowie des Gehirns. Es können auch Gelenkentzündungen und Durchblutungsstörungen der Finger und Zehen auftreten (Raynaud-Syndrom). In 20% findet man beim systemischen Lupus erythematodes zusätzlich charakteristische Symptome eines Sjögren-Syndroms.

Ursachen Die Ursache für diese Autoimmunerkrankung ist nicht bekannt. In manchen Fällen dürfte eine erbliche Komponente eine Rolle spielen. Stress, Rauchen und UV-Licht (übermäßige Sonnenbestrahlung) können als Auslöser und Krankheitsverstärker fungieren.

Diagnose Die Diagnose ergibt sich aus der Erfragung von Beschwerden, der körperlichen Untersuchung und aus Laborbefunden mit speziellem Autoantikörper-Muster. Wird die Diagnose fundiert gestellt, so heißt dies für die Betroffenen zuvorderst lebenslange Kontrolle und nicht unbedingt sofort eine medikamentöse Behandlung. Die Therapieformen müssen sehr genau auf das Krankheitsstadium und den Verlauf abgestimmt werden.

Sjögren-Syndrom

Krankheitsbild Charakteristisch für das Sjögren-Syndrom ist eine chronische Entzündung der Tränen-, Mund- und Bauchspeicheldrüsen und der anderen Flüssigkeit produzierenden Drüsen. In 70% kommt das Sjögren-Syndrom als eigenständige Erkrankung vor (primäres Sjögren-Syndrom). In 30% findet man es als Begleiterkrankung (sekundäres Sjögren-Syndrom) einer anderen Autoimmunerkrankung, am häufigsten bei rheumatoider Arthritis (40%), systemischem Lupus erythematodes (20%), systemischer Sklerose (30%), aber auch bei primär

biliärer Zirrhose (50%) – einer Autoimmunerkrankung der Leber, bei Multipler Sklerose und bei Autoimmunthyreopathie Hashimoto.
Ähnlich wie beim systemischem Lupus erythematodes beginnt das Sjögren-Syndrom oft schleichend mit Allgemeinsymptomen wie Müdigkeit, Mattigkeit, Abgeschlagenheit, Gelenk- und Muskelschmerzen im Alter von 20 bis 30 Jahren. Die Krankheit verläuft in der Mehrzahl der Fälle unkompliziert. Die Folgen der zunehmenden Drüsenzerstörung und Trockensymptomatik machen sich aber meist erst viele Jahre später bemerkbar. Durch die zu geringe Tränensekretion kommt es zu einer Reizung der Bindehaut und der Hornhaut des Auges. Die Folge sind trockene, brennende und gerötete Augen mit Fremdkörpergefühl beim Lidschlag. Bei Beteiligung der Mund- bzw. Ohrspeicheldrüsen können diese Drüsen wie bei Mumps enorm anschwellen und schmerzen. Es kommt zu einem Versiegen der Speichelproduktion im Mund, was in der Folge zu Schluckbeschwerden, Mundbrennen, Entzündungen der Mund- und Lippenschleimhaut und häufiger noch zu Zahnfleischentzündungen und zu Zahnkaries führen kann. Durch die trockene Zunge entwickelt sich eine Verminderung des Geschmackssinnes. Die Trockenheit der Nasenschleimhaut geht mit Nasenbrennen und einer Verminderung des Geruchssinnes einher. Geringere Mengen an Bronchialsekret bedingen trockenen Reizhusten und Atemnot. Im Rahmen einer verminderten Sekretion an Verdauungssaft durch die Bauchspeicheldrüse und von Schleim im Magen-Darm-Trakt treten Verdauungsstörungen und Bauchschmerzen auf. Die Trockenheit macht sich auch im Intimbereich unangenehm bemerkbar. Der zunehmende Verlust an Oberflächenfeuchtigkeit erhöht zudem die Infektionsgefahr der Schleimhäute gegenüber verschiedenen Erregern. Auch Durchblutungsstörungen der Finger und Zehen können auftreten (Raynaud-Syndrom). In manchen Fällen kommt es ähnlich wie beim SLE zu einem Befall innerer Organe. Als seltene Komplikation des Sjögren-Syndroms kommt es zu einer Vergrößerung der Lymphknoten. Diese müssen regelmäßig untersucht und beobachtet werden, da sich auf diese Weise die Ausbildung eines Lymphknotentumors (Non-Hodgkin-Lymphom) frühzeitig erkennen und behandeln lässt.

Ursachen Die Ursache für diese Autoimmunerkrankung ist nicht bekannt. Eine genetische und/oder hormonelle Ursache wird eine Rolle spielen, denn von dieser Erkrankung sind überwiegend Frauen betroffen.

Diagnose Eine Vielzahl von weiteren Erkrankungen kann Trockenheitsbeschwerden hervorrufen, ohne dass ein Sjögren-Syndrom vorliegt. Auch Medikamente können als Nebenwirkung Augen- und Mundtrockenheit hervorrufen. Ängste und Stress verstärken manchmal die Beschwerden. Im Alter lässt die Produktion der exokrinen Drüsen nach. Daher reichen die Schilderung der Beschwerden von Patienten und eine allgemeine körperliche Untersuchung allein zur Diagnosestellung nicht aus. Charakteristische Laborwerteveränderungen wie spezifische Autoantikörper können, müssen aber nicht vorhanden sein. Bei Verdacht auf Trockenes Auge untersucht der Augenarzt mit speziellen Tests Menge und Qualität der Tränenflüssigkeit. Die Speichelproduktion der Ohrspeicheldrüse kann ebenfalls unblutig mit Tests gemessen werden, oder es wird vom HNO-Arzt eine kleine Probe aus der Mundschleimhaut entnommen.

Dermatomyositis und Polymyositis

Krankheitsbild Die Polymyositis ist eine Entzündung der Muskulatur, von der besonders die stammnahen Muskeln im Becken- und Schulterbereich betroffen sind. Treten zusätzlich fliederfarbene Hautveränderungen, besonders im Gesichts- und Dekolleté-Bereich auf, so bezeichnet man das Krankheitsbild als Dermatomyositis. Das Krankheitsbild ist selten, Frauen erkranken etwa doppelt so häufig wie Männer. In 30% findet man eine Poly- oder Dematomyositis als Begleiterkrankungen bei anderen Autoimmun-Erkrankungen wie beim systemischen Lupus Erythematodes; zu 10% bei bösartigen Tumoren. Die Betroffenen klagen über Allgemeinsymptome wie Müdigkeit, Abgeschlagenheit, Fieber, Gewichtsverlust. Spezifischere Beschwerden sind muskelkaterartige Schmerzen, Muskelschwäche im Schulter-/Beckengürtelbereich, Schwierigkeiten beim Gehen und beim Versuch, die Arme über die Horizontale zu heben. Allmählich kommt es zu einem Schwund der betroffenen Muskeln. Die Patienten haben Schwierigkeiten beim Aufstehen, Hinsetzen und beim Treppensteigen, Probleme beim Anziehen, Kämmen, Zähneputzen, Waschen. Bei Beteiligung der Speiseröhre treten Schluckstörungen auf. Ist der Herzmuskel betroffen, treten Herzrhythmusstörungen und Herzschwäche auf. Bei Dermatomyositis findet man zusätzlich eine Schwellung der Oberlider mit weinerlichem Gesichtsausdruck, schuppende, entzündliche Hautrötungen, typischerweise von violetter Farbe, in Gesicht oder Dekolleté-Bereich, schuppende Hautrötungen über den Streckseiten der Fingergrund- und Mittelgelenken, an Ellenbögen, Knien und Knöcheln, Hautverhärtungen, Pigmentstörungen und Schleimhautentzündungen.

Ursachen Die Ursache für diese Autoimmunerkrankung ist nicht bekannt.

Diagnose Ohne charakteristische Hautveränderungen kann das Beschwerdebild der Polymyositis anfangs einer Polymyalgia rheumatica ähneln. Dabei kommt es jedoch nicht zum Muskelschwund. Letztere finden sich aber nur bei etwa einem Drittel der Betroffenen, sodass weitere Muskel-Untersuchungen wie ein Elektromyogramm (EMG) oder die Entnahme einer Gewebeprobe aus dem betroffenen Muskel notwendig werden können. In jedem Fall muss der Arzt nach einem bösartigen Tumor suchen bzw. solche ausschließen.

Sklerodermie und CREST-Syndrom

Krankheitsbild Bei diesen Erkrankungsformen kommt es durch eine Vermehrung des Bindegewebes zu einer Verhärtung (Sklerose) von Organen und Geweben. Im Vordergrund der Sklerodermie steht eine Sklerose der Haut. Die Sklerodermie kann manchmal nur örtlich begrenzt auftreten und wird dann „Morphea" genannt. Schwerwiegender ist die systemische Form. Die Krankheit beginnt meist an den Händen und geht schließlich auf andere Organe über.

Beim CREST-Syndrom handelt es sich um eine Sonderform der Sklerodermie. Durch die zunehmende Verdickung und Verhärtung der Haut kommt es im Bereich der Finger zur sogenannten „Weißfingerkrankheit" (Raynaud-Syndrom) infolge Durchblutungsstörungen und später zu zunehmenden Bewegungseinschränkungen bis hin zum kompletten Beweglichkeitsverlust. Bei Befall der Gesichtshaut entsteht eine mimische Starre, und der Mund kann immer schlechter geöffnet werden. Schluckstörungen deuten auf eine Beteiligung der Speiseröhre hin. Beim CREST-Syndrom erweitern sich oft feine Äderchen vor allem im Gesicht, und es können Hautverkalkungen irgendwo am Körper auftreten, die sich schmerzhaft entzünden. Eine seltene Komplikation ist eine Nierenbeteiligung. Etwas häufiger kommt es zu einer Bindegewebsvermehrung in der Lunge mit zunehmender Atemnot und Herzbelastung. Das CREST-Syndrom verläuft in der Regel weniger schwer als die systemische Sklerose.

Ursachen Ursachen für diese Autoimmunerkrankungen sind nicht bekannt. Eine genetische Bereitschaft und gewisse Infektionen als Auslöser werden vermutet. Frauen erkranken häufiger als Männer.

Diagnose Die Diagnose einer Sklerodermie oder eines CREST-Syndroms wird aus dem klinischen Bild mit den Symptomen und mit Hilfe einer Gewebeprobe gestellt. Bei der Blutuntersuchung können bei vielen Betroffenen jeweils für die Sklerodermie oder das CREST-Syndrom spezifische Autoantikörper gefunden werden. Bildgebende Verfahren und Funktionsuntersuchungen von Organen können oft schon Frühformen von Organveränderungen aufzeigen. Das ist insbesondere bei der heutzutage gut behandelbaren Lungenbeteiligung zur Vermeidung von Spätkomplikationen ausschlaggebend.

Antiphospholipid-Syndrom

Krankheitsbild Bei dieser Erkrankung entstehen durch spezielle Autoantikörper gegen einen Gerinnungsfaktor im Blut wiederkehrend Blutgerinnsel (Thrombosen) im Blutgefäßsystem (Arterien und Venen), die zu häufigen Fehlgeburten in den letzten beiden Dritteln der Schwangerschaft, plötzlichen Durchblutungsstörungen von Organen und neurologischen Komplikationen führen können. Die Krankheit kann als selbständiges Krankheitsbild auftreten (primäres APS) oder im Zusammenhang mit anderen Autoimmunkrankheiten (sekundäres APS), am häufigsten mit dem SLE. Der Verlauf der Erkrankung ist variabel, angefangen von einer einmaligen geringfügigen Venenthrombose bis hin zu tödlichen Lungenembolien oder Schlaganfällen.

Ursachen Die Ursache für diese Autoimmunerkrankung ist nicht bekannt. Frauen erkranken fünfmal häufiger als Männer, oft im mittleren Lebensalter.

Diagnose Bei Auftreten dieser vor allem für ein junges Lebensalter ungewöhnlichen Symptome werden Blutuntersuchungen durchgeführt, um Phospholipid-Antikörper nachzuweisen.

Mischkollagenosen

Andere Namen für diese Gruppe sind „Mixed Connective Tissue Disease", „Sharp-Syndrom", „Überlappungs-Syndrom", „undifferenzierte Kollagenosen".

Krankheitsbild In diese Gruppe fallen entzündliche Bindegewebserkrankungen, die gleichzeitig verschiedene Merkmale und Beschwerden unterschiedlicher Kollagenosen zeigen. So können zum Beispiel Patienten gleichzeitig anteilsmäßig Merkmale eines SLE, einer Sklerodermie, einer Poly- oder Dermatomyositis, eines Sjögren-Syndroms oder einer rheumatoiden Arthritis aufweisen. Ein Teil der Patienten entwickelt im Verlauf das Vollbild einer der genannten Kollagenosen. Bei anderen Patienten bleibt langfristig das gemischte Beschwerdebild bestehen.

Ursachen Die Ursachen für diese Autoimmunerkrankungen sind nicht bekannt. Eine genetische Bereitschaft und gewisse Auslöser werden vermutet.

Diagnose Neben den Beschwerden und klinischen Symptomen können bei der Blutuntersuchung spezielle Autoantikörper gefunden werden.

Entzündliche Erkrankungen der Blutgefäße (Vaskulitiden)

Was sind Vaskulitiden? Vaskulitis bedeutet Blutgefäßentzündung. Sie können als eigenständige Erkrankung auftreten (primäre Vaskulitiden) oder im Umfeld anderer Erkrankungen wie Infektionen oder Kollagenosen auftreten (sekundäre Vaskulitiden). Die Entzündung der Gefäßwände führt zu Gefäßwandschäden. Gefäßeinengungen oder -verschlüsse können sich ausbilden, genauso wie Ausweitungen oder Aussackungen mit ganz dünner Gefäßwand, die leicht einreißen können. Das Ausmaß der Gewebsschädigung hängt davon ab, wie groß die betroffenen Gefäße sind, um wie viele es sich handelt und wo sie sich im Körper befinden.

Ursachen Die Ursachen für diese Blutgefäßentzündungen sind weitgehend unbekannt.

Vorbeugung Eine gezielte Vorbeugung ist nicht möglich. Eine gesunde Lebensweise mit regelmäßiger Bewegung, Entspannung und gesunder Ernährung sowie das Meiden von Rauchen und Stress kann sich positiv auf das Abwehrsystem des Körpers auswirken.

Früherkennung Eine Früherkennung ist durch die anfangs unspezifischen Symptome oft schwierig. Bei Verdacht sind spezielle Untersuchungen erforderlich, die die Diagnose sichern, um die Behandlung zum richtigen Zeitpunkt beginnen zu können. Da Blutgefäße in unterschiedlichster Größe überall im Körper vorkommen, kann man sich die Vielgestaltigkeit der Vaskulitis-Erkrankungen leicht vorstellen. Je nach Gefäßgröße und Lokalisation sind unterschiedliche Gewebsschäden und Organstörungen zu erwarten. So kann hinter einer Durchblutungsstörung eines Auges, eines Armes oder Beines auch eine groß- bis mittelkalibrige Vaskulitis stecken, und hinter Nierenerkrankungen Entzündungen kleiner und kleinster Blutgefäße. Allerdings halten sich die Erkrankungen nicht immer an die definierten Gefäßgrößen. Darüber hinaus können Blutgefäße durch andere Erkrankungen – wie zum Beispiel andere Autoimmunerkrankungen oder Infektionen – in Mitleidenschaft gezogen werden. Am häufigsten erkranken die Blutgefäße unter der Haut, weshalb die meisten Vaskulitisformen mit Hautveränderungen einhergehen. Aber auch Gelenke, Muskeln, Nieren und andere innere Organe können betroffen sein.

Diagnose In einem ausführlichen Patientengespräch werden die Beschwerden des Patienten genau erfragt und auf einen Zusammenhang mit einer vermutlichen Vaskulitis hinterfragt. Ergeben sich auch bei der körperlichen Untersuchung Hinweise, werden Labor- und bildgebende Untersuchungen angeschlossen. Die Diagnose wird dann in Zusammenschau aller Einzelbefunde gestellt.

Riesenzellarteriitis

Zu dieser Erkrankungsgruppe gehören die **Polymyalgia rheumatica,** der **Morbus Horton** und die **Takayasu-Arteriitis.**

Krankheitsbild Bei dieser Form sind die ganz großen (Hauptschlagader und ihre Seitenäste) bis mittelgroßen Arterien betroffen. Das Erkrankungsalter bei Morbus Horton oder Polymyalgia rheumatica beginnt meist nach dem 50. Lebensjahr, die Takayasu-Arteriitis kann auch bei jüngeren Personen auftreten. Insbesondere die Polymyalgia rheumatica ist oft mit Allgemeinsymptomen wie Fieber, Muskel- und Gelenkschmerzen, Krankheitsgefühl, Appetitlosigkeit und Gewichtsverlust verbunden. Die Gefäßentzündung führt zur Verengung der erkrankten Gefäße und somit zu Durchblutungsstörungen. Typisch sind Schmerzen in den Armen oder in den Beinen, die vor allem bei Belastung auftreten und in Ruhe rasch zurückgehen. Die Pulse an den betroffenen Armen oder Beinen sind nicht oder nur schwach tastbar. Bei Befall der Schläfenarterie ist diese verdickt, sehr druckschmerzhaft, und Betroffene klagen über starke Kopfschmerzen. Eine Beteiligung der Augenarterien kann zur Erblindung führen. Sind die Nierenarterien betroffen, kommt es zum Bluthochdruck. Gefäßwandrisse haben innere Blutungen zur Folge. Manchmal können sich in der Haut äußert schmerzhafte, blaurote Knoten entwickeln. Die Haut bleibt ansonsten normalerweise frei von Veränderungen.

Diagnose Diese wird anhand der geschilderten Beschwerden, erkennbaren Symptome (z. B. Schläfenarterie), hohen Entzündungswerten im Blut und bildgebenden Untersuchungen gestellt. Spezifische Autoantikörper im Blut fehlen.

Panarteriits nodosa (Polyarteriitis nodosa)

Krankheitsbild Hier kommt es zu einer Entzündung überwiegend der kleinen bis mittelgroßen Arterien. Häufig entwickeln sich schmerzhafte, gerötete Knoten, die sich an verschiedenen Körperstellen ausbreiten; oder es überwiegen bläuliche, netzartige Hautveränderungen. Die entzündeten Arterien neigen zu Erweiterungen und Aussackungen, mit der Gefahr von Blutungen oder Gefäßverschlüssen. Gelegentlich führt die Gefäßentzündung zu einer starken Durchblutungsstörung. Dann entstehen an den betreffenden Stellen Gewebschäden wie z.B. Hautgeschwüre. Die Polyarteriitis nodosa bleibt manchmal auf die Haut beschränkt, meist sind jedoch zusätzlich innere Organe, das Nervensystem, Gelenke, Muskeln oder die Augen mit betroffen. Bei Knaben verursacht sie häufig eine Entzündung der Hodengefäße. Es handelt sich um eine meist chronisch über Monate bis Jahre verlaufende Erkrankung.

Diagnose Im Blut findet man Entzündungszeichen. Probenentnahmen aus den Knoten zeigen unter dem Mikroskop charakteristische Veränderungen.

Morbus Wegener

Krankheitsbild Die Häufigkeit des Morbus Wegener wird auf etwa fünf Fälle pro 100.000 Einwohner geschätzt. Frauen und Männer erkranken etwa gleich häufig. Beim Morbus Wegener sind vor allem kleine Gefäße betroffen. Organveränderungen zeigen sich bevorzugt an der Niere oder Lunge. Häufig beginnt die Erkrankung mit allgemeinen Beschwerden wie Fieber, Nachtschweiß, Gewichtsverlust, blutiger Schnupfen oder Geschwüre in der Mundschleimhaut. Daneben können Haut, Gelenke, Muskeln und zahlreiche weitere Organsysteme erkranken. Morbus Wegener beginnt oft schleichend mit nur leichten Symptomen über Monate bis Jahre und kann sich dann plötzlich zu einem schweren Krankheitsbild, insbesondere unter Beteiligung von Lunge und Nieren, entwickeln.

Diagnose Im Blut findet man starke Entzündungszeichen. Typisch für die Erkrankung ist der Nachweis von spezifischen Antikörpern. Probenentnahmen aus der Nasen- oder Mundschleimhaut oder den Nieren zeigen in der feingeweblichen Untersuchung charakteristische Veränderungen.

Churg-Strauss Syndrom

Krankheitsbild Das Churg-Strauss-Syndrom ist äußerst selten. Betroffen sind vor allem die kleinen Blutgefäße. Es finden sich unter anderem allgemeine Beschwerden wie Fieber, Gelenkschmerzen und tastbare gerötete Herde in der Haut durch Einblutungen. Charakteristisch ist eine Beteiligung der Lunge mit asthmaähnlichen Symptomen, die jahrelang als solche verkannt werden können. Daneben sind Herz, Milz, Leber und der Verdauungstrakt mit betroffen.

Diagnose Die Diagnose des Churg-Strauss-Syndroms fällt schwer, da häufig die asthmatischen Beschwerden im Vordergrund stehen. Zu der Diagnose führende Symptome sind dann zusätzliche Beschwerden (Bauchschmerzen, Hautveränderungen, Gelenkschmerzen) und charakteristische Blutbefunde.

Mikroskopische Polyangiitis

Krankheitsbild Hier werden überwiegend kleine Gefäße befallen. Bei diesen Patienten erkranken vor allem die Nieren, häufig auch die Lungen.

Diagnose Im Blut findet man neben erhöhten allgemeinen Entzündungszeichen häufig bestimmte Antikörper. Bildgebende Verfahren und Funktionsuntersuchungen von Organen sind erforderlich.

Morbus Behçet

Krankheitsbild Der Morbus Behçet ist eine äußerst seltene Erkrankung des jungen Erwachsenenalters in Europa. In östlichen Mittelmeerländern und in Japan ist er jedoch häufiger anzutreffen, insbesondere in der Türkei. Das männliche Geschlecht ist etwas häufiger betroffen, und eine familiäre Häufung kommt vor. Es kommt zu Entzündungen der kleinen Blutgefäße, die zu geschwürigen Schleimhautveränderungen (Aphthen), vor allem im Mundbereich und an den Geschlechtsorganen, führt. Charakteristisch ist auch eine Augenbeteiligung in Form einer Regenbogenhautentzündung mit der Gefahr der Erblindung. Begleitsymptome sind Gelenkbeschwerden an Händen, Knien und Sprunggelenken infolge milder Gelenkentzündungen, venöse Thrombosen z.B. in den Beinen,

Bauchschmerzen durch Beteiligung der Magen- und Darmschleimhaut und neurologische Symptome wie Gehirnhautentzündung, Schwäche von Armen oder Beinen, Gleichgewichtsstörungen und Veränderungen der Stimmungslage.

Diagnose Sie erfolgt anhand der charakteristischen Symptome.

Leukozytoklastische Vaskulitis

Krankheitsbild Die Leukozytoklastische Vaskulitis ist eine Autoimmunerkrankung, die hauptsächlich Symptome an der Haut verursacht, die von kleinen punktförmigen Einblutungen bis zu größerflächigen Schäden gehen kann. Unter Umständen können auch innere Organe betroffen sein. Meist wird sie durch die Ablagerung von Eiweißklumpen, bestehend aus Antikörpern und Erreger-Material an den Gefäßwänden verursacht. Als Ursache wird eine Fehlreaktion des Immunsystems auf Infekte mit Bakterien oder Viren angenommen.

Diagnose Bei Verdacht wird mittels Laboruntersuchungen nach dem eventuell schuldigen Keim gesucht.

Purpura Schoenlein-Henoch

Krankheitsbild Diese Vaskulitis kommt meist im Kindesalter vor und wird durch harmlose Infekte ausgelöst. Manchmal tritt sie auch im Erwachsenenalter auf. Es erkranken die kleinsten Gefäße. An der Haut entstehen kleine, flohstichartige Blutungen, die sich vor allem über die Beine und das Gesäß ausbreiten. In den ersten Tagen treten immer wieder neue Blutungen auf; die alten heilen als blaue Flecken langsam ab. Bei den meisten Kindern kommt es auch zu Gelenkschwellungen und -schmerzen, bevorzugt an den Knie- und Sprunggelenken. Etwa die Hälfte der Betroffenen klagt über Bauchschmerzen, manchmal befindet sich auch Blut im Stuhl. Ursache hierfür ist eine Gefäßentzündung der Darmwandgefäße. Die Entzündung kann auch die Nieren erfassen. Man findet dann rote Blutkörperchen oder auch Eiweiß im Harn. In seltenen Fällen wird die Nierenentzündung chronisch. Dann besteht die Gefahr, dass sich im Lauf der Jahre ein Nierenversagen entwickelt. Als Ursache wird eine Fehlreaktion des Immunsystems auf harmlose Infekte angenommen.

Diagnose Bei Verdacht wird mittels Laboruntersuchungen nach dem eventuell schuldigen Keim gesucht.

Poststreptokokken-Vaskulitis

Krankheitsbild Diese Form der Blutgefäßentzündung kann im Kindesalter oft Tage bis Wochen nach einer eitrigen Angina oder einer banalen „Erkältung" auftreten, die durch bestimmte Bakterien, die sogenannten Streptokokken, verursacht wird. Sie kann Fieber, Muskel- und Gelenkschmerzen und unterschiedliche Hautveränderungen verursachen. Bei den inneren Organen muss vor allem auf eine Beteiligung der Nieren geachtet werden, aber auch andere Organe können mit erkranken.

Diagnose Im Blut findet man meist starke Entzündungszeichen und kann Streptokokken-Antikörper nachweisen. Meist sind die Bakterien jedoch nicht mehr nachweisbar, vor allem wenn zuvor antibiotisch behandelt wurde.

Rheumatisches Fieber

Krankheitsbild Das rheumatische Fieber ist eine entzündliche Erkrankung, die ein bis drei Wochen nach einer Infektion mit Streptokokken der Gruppe A auftritt. Das anfängliche Krankheitsgeschehen tritt meist im Alter von 6 bis 15 Jahren auf. Durch den Einsatz von Penicillin ist die Erkrankung in den Industrieländern relativ selten geworden. Heute schätzt man die Häufigkeit auf etwa zwei Fälle pro 100.000 Einwohner. Das rheumatische Fieber kann sich an Herz, Gelenken, Nervensystem und Haut manifestieren. In der Regel beginnt es mit Allgemeinsymptomen wie neuerlichem Fieber nach abgelaufener Angina, Gelenkschmerzen, Kopfschmerzen und Schwitzen. Es folgt eine „wandernde" Polyarthritis, die bevorzugt die großen Gelenke befällt und von Gelenk zu Gelenk springt. Anschließend oder gleichzeitig, kommt es zu einer Herzentzündung, die das ganze Herz betrifft und die Grundlage für spätere Herzklappenschäden darstellt. Zum Teil noch Monate nach der Primärinfektion können infolge einer Gehirnbeteiligung Bewegungsstörungen auftreten, die sich z.B. durch unkontrollierte Bewegungen der Hände äußern. Während die Gelenkentzündung und die neurologischen Symptome meist folgenlos ausheilen, ist die Hauptkomplikation eine Schädigung der Herzklappen. Als Ursache wird eine Fehlreaktion des Immunsystems auf eine Infektion mit bestimmten Bakterien, den sogenannten A-Streptokokken, angenommen.

Diagnose Erhebung des vorhergegangenen Infektes, Symptome, Laboruntersuchungen (hohe Entzündungswerte, Antikörpernachweis gegen die A-Streptokokken), bildgebende Verfahren (Herz, Gehirn).

Rheuma und Verdauungstrakt

Es gibt ein sehr kompliziertes Wechselspiel zwischen dem Verdauungstrakt und der Gesundheit unseres Körpers, das zu rheumatischen Beschwerden führen kann, wenn es gestört ist. Der Verdauungstrakt hat eine wichtige Funktion bei der Entwicklung und „Wartung“ unseres Immunsystems. Bis zu 80% aller Zellen, welche Abwehrstoffe unseres Körpers produzieren können, liegen im Verdauungstrakt. Zusätzlich schützt uns der Darm vor Infektionen und Immunstörungen. Wenn diese durch eine Schädigung nicht optimal funktionieren oder durch eine Störung der Erbinformation (Gene) zu schwach ausgeprägt sind, kann eine Reihe von Reaktionen auftreten, die zu Rheumabeschwerden führen. Dabei können diese Symptome und die Zeichen einer Erkrankung des Verdauungstraktes gemeinsam, aber auch zeitlich voneinander getrennt auftreten. Sie werden daher oft nach Verdauungsproblemen gefragt werden, wenn Sie den Arzt wegen Rheumabeschwerden aufsuchen. Dieser wird Sie auch oft nach Rheumabeschwerden fragen, wenn Sie an einer Erkrankung des Verdauungstraktes leiden. Erst wenn der Arzt diese möglichen Zusammenhänge beachtet und erfragt, kann er Ihnen in manchen Fällen den wahren Grund Ihrer Rheumaschmerzen nennen, der vielleicht tatsächlich im Verdauungstrakt liegt. Vielen der Darmerkrankungen, die mit Rheumazeichen einhergehen, ist gemeinsam, dass oft Entzündungen im Darm nachweisbar sind (Wenn man danach sucht! Oft ohne Beschwerden im Darm!) und dass in vielen Fällen der Genmarker HLAB 27 nachweisbar ist.

Infektionen und Rheuma

Zahlreiche Infektionen des Darmes können zu rheumatischen Beschwerden führen. Neben Beschwerden, die während einer Infektion möglich sind – wir kennen alle die Muskel- und Gelenkschmerzen während eines grippalen Infektes –, können diese Krankheitserreger das Erkrankungsbild der reaktiven Arthritis auslösen. Ungefähr 14 bis 21 Tage nach einer Infektion kommt es dabei zu Beschwerden. Typisch sind Schmerzen und Schwellungen einzelner oder mehrerer Gelenke, vor allem an den Beinen; und die Veränderungen treten nicht symmetrisch auf. Es können auch Sehnen und Muskeln, die an den Gelenken ansetzen, mit beteiligt sein, was zu sehr unangenehmen Schmerzen führen kann. Ein typisches gemeinsames Auftreten von Gelenkentzündungen mit anderen Symptomen nach einer Infektion ist unter dem Namen Reiter-Syndrom bekannt: Nach einem Harnwegsinfekt kommt es zu Gelenkentzündungen (Arthritis), einer Harnleiterentzündung (Urethritis) und zu einer Entzündung des Auges (Konjunktivitis).

Darmentzündung (chronisch-entzündliche Darmerkrankungen) und Rheuma

Chronisch-entzündliche Darmerkankungen können in bis zu 50% mit Zeichen von Gelenkentzündungen einhergehen. Die bekanntesten Vertreter dieser Erkrankungsgruppe sind **Morbus Crohn** und **Colitis ulcerosa.** Aber auch die selteneren **lymphogene Kolitis** und **Kollagenkolitis** sollen hier genannt werden. Diesen Erkrankungen ist gemeinsam, dass sie durch eine Fehlregulation des Immunsystems verursacht werden und dass sie mit Entzündungen des Verdauungstraktes – in erster Linie des Dickdarmes, aber auch von Dünndarm, Magen und sogar der Speiseröhre – einhergehen. Gelenkentzündungen können in Zusammenhang mit Morbus Crohn oder Colitis ulcerosa sowohl die Gelenke der Peripherie als auch die Gelenke der Wirbelsäule oder die Gelenke zwischen Kreuzbein und Hüftknochen befallen. Diese rheumatischen Beschwerden können den Beschwerden der Darmerkrankung um Jahre vorausgehen, aber auch erst dann auftreten, wenn die Darmerkrankung schon lange bekannt ist. Wichtig ist zu wissen, dass Gelenkbeschwerden auch als Folge der Mangelerscheinungen auftreten können, die zum Beispiel ein Morbus Crohn verursacht (Osteoporose). Je nach Ort und Art der Entzündung kann man verschiedene Befallsmuster der Gelenke im Rahmen der chronisch-entzündlichen Darmerkrankungen unterscheiden.

Ursachen Der genaue Grund, wie es zu diesen Erkrankungen kommt, ist nicht bekannt. Wahrscheinlich liegt ihnen ein Zusammentreffen von verschiedenen Faktoren, unter anderem der Gene und von Umweltfaktoren, zu Grunde.

Die **Sakroileitis und Spondylitis** befallen die Gelenke zwischen Kreuzbein und den Hüftbeinschaufeln, beziehungsweise die kleinen Gelenke im Bereich der Wirbelsäule. Betroffene klagen oft über Schmerzen und Steifigkeitsgefühl im unteren Rücken und im Gesäß. Die Beschwerden sind besonders in Ruhe unangenehm und verbessern sich bei Bewegung. Die Stärke der Beschwerden ist unabhängig von der Aktivität der Erkrankungen im Verdauungstrakt.

Typ-I-Arthropathie – hier sind wenige periphere Gelenke betroffen. Die Gelenkentzündungen treten oft gemeinsam mit Schüben der Darmsymptome auf, sie führen zu keinen Zerstörungen in den betroffenen Gelenken. Am häufigsten ist das Knie von dieser Art der Gelenkentzündung betroffen.

Typ-II-Arthropathie – hier sind besonders die Gelenke der Mittelhand betroffen. Die Arthritissymptome können über Monate bestehen und über Jahre immer wiederkehren, sich aber mit langen Episoden der Beschwerdefreiheit abwechseln. Die Aktivität der Gelenkentzündungen ist meist unabhängig vom Verlauf der Darmsymptome.

Diagnose Blutuntersuchungen sind bei diesen Erkrankungen selten aussagekräftig. Es können zwar Zeichen der Entzündung in den Laborauswertungen zu sehen sein, man kann aber nicht unterscheiden, ob diese ihren Ursprung in der Entzündung der Gelenke oder in der Entzündung des Darmes haben. Klassische Rheumafaktoren sind sehr oft nicht nachweisbar. Der Genmarker HLA B27 ist häufig bei Patienten mit Befall der Wirbelsäule nachweisbar, bei einem Befall der peripheren Gelenke kann er in vielen Fällen negativ sein. Röntgenuntersuchung zeigen bei Patienten mit chronisch-entzündlichen Darmerkrankungen entzündliche Veränderungen an der Wirbelsäule und den Sakroiliakalgelenken. Besonders ein CT kann entzündliche Ursachen von Beschwerden schon früh nachweisen. An Händen und Füßen lassen sich bei Erkrankten Zeichen der Entzündung nachweisen. Es kommt aber zum Glück selten zu Zerstörungen der Knochen. Bei Patienten, die an chronisch-entzündlichen Darmerkrankungen leiden, sind daher drei Punkte sehr wichtig, wenn es begleitend zu rheumatischen Beschwerden kommt. Erstens muss daran gedacht werden, dass die Beschwerden „rheumatischer“, d.h. entzündlicher Natur sind. Gerade bei einer Erkrankung der Wirbelsäule oder der Sakroiliakalgelenke können die Beschwerden leicht mit „normalen“ Kreuzschmerzen verwechselt werden. Zweitens muss festgestellt werden, ob nicht doch eine eigene rheumatische Erkrankung, parallel zu den chronisch-entzündlichen Darmerkrankungen, existiert. Und drittens muss bei Patienten, die unter Cortisontherapie oder anderen immunverändernden Medikamenten stehen, beim Auftreten von Entzündungszeichen an einem oder wenigen Gelenken eine bakterielle Infektion der Gelenke ausgeschlossen werden.

Weizeneiweißunverträglichkeit (Zöliakie) und Rheuma

Die Zöliakie, auch Sprue genannt, kann durch arthritische Beschwerden kompliziert werden. Außerdem ist die Osteoporose eine typische Komplikation einer nicht behandelten Zöliakie. Bei der Zöliakie besteht eine Unverträglichkeit gegenüber dem Getreideeiweiß Gluten, das besonders im Weizen vorkommt. Geringste Mengen davon in der Nahrung führen zu einer chronischen Entzündung der Darmschleimhaut, besonders im Dünndarm, wodurch dann zahlreiche wichtige Nahrungskomponenten nur unzureichend aufgenommen werden können. Mangelerscheinungen sind die Folge.

Eine mögliche Begleiterscheinung ist eine Arthritis. Diese ist symmetrisch und befällt am häufigsten die Lendenwirbelsäule, die Hüften, die Knie und die Schultern. Klassische Rheumafaktoren sind nicht nachweisbar. Die Osteoporose, die eine häufige Folge einer Zöliakie ist, kann Knochenschmerzen verursachen, die von den Symptomen einer Gelenkentzündung unterschieden werden müssen. Da andere Symptome der Zöliakie oft sehr untypisch sind, kann die Arthritis bis zu drei Jahre vor der Diagnose der Zöliakie auftreten. Man muss daher an diese Art der Gelenkerkrankung denken, wenn keine Rheumafaktoren nachweisbar sind, aber andere Veränderungen bei Bluttests oder andere Symptome vorhanden sind.

Die Zöliakie selbst kann durch Bluttests nachgewiesen werden. Sie muss dann durch Gewebsentnahmen aus dem Zwölffingerdarm bei einer Gastroskopie bestätigt werden. Die Behandlung der Zöliakie erfolgt durch eine strenge Diät. Sobald diese eingehalten wird, verschwinden auch die Gelenkbeschwerden in den meisten Fällen.

Verschiedene Gelenkbeschwerden können bei zahlreichen anderen Erkrankungen des Verdauungstraktes auftreten. So können andere Formen der Darmentzündung, Lebererkrankungen oder Erkrankungen der Bauchspeicheldrüse mit Zeichen einer Gelenkerkrankung einhergehen. Die Beschreibung dieser Arthritisformen würde aber den Rahmen dieses Buches sprengen.

Behand-
lungs-
möglich-
keiten

Die alten Ägypter verwendeten gegen rheumatische Erkrankungen Nilschlamm, und sie setzten die Rinde des Weidenbaums als schmerz- und fiebersenkendes Mittel ein. In Mitteleuropa wurden Wasseranwendungen und Mineralerde vor etwa 100 Jahren unter anderem durch Pfarrer Kneipp wieder neu entdeckt. Schlammpackungen und Heilbäder gehören nach wie vor zum Standardrepertoire einer Rheumatherapie, genauso wie die aus der Rinde des Weidenbaums gewonnene Salicylsäure. Sie war im 19. Jahrhundert „das“ Rheumamittel schlechthin – verbunden allerdings mit starken Nebenwirkungen: Die Patienten klagten über Übelkeit, Erbrechen und Magenbluten. 1897 gelang es schließlich, mit der Acetylsalicylsäure (Aspirin, kurz ASS) ein Medikament mit ähnlicher Wirkung, aber vertretbareren Nebenwirkungen, zu entwickeln. Seither ist dieses Medikament wegen seiner entzündungshemmenden und schmerzstillenden Wirkung in der Rheumatherapie im Einsatz. Auf dem Gebiet der Rheumatherapie änderte sich aber in den ersten 50 Jahren des 20. Jahrhunderts wenig – bis 1948 das Cortison eingeführt wurde. Aufgrund seiner raschen und sehr guten antientzündlichen Wirkung hielten nun Ärzte Cortison für das Mittel der Wahl, bis in der Langzeittherapie zu viele unerwünschte Wirkungen auftraten und die Forschung sich wieder auf die Suche nach Alternativen begab.
Nach dem Zweiten Weltkrieg wurden nach dem Modell der Acetylsalicylsäure eine Vielzahl von sogenannten nicht steroidalen Antirheumatika (NSAR) entwickelt, zu denen unter anderem Diclofenac und Ibuprofen gehören. Mit diesen Arzneimitteln konnten zwar Schmerzen und Entzündungen gemildert werden, sie verhinderten aber nicht das Fortschreiten der Krankheit und die Entwicklung von Schäden durch die Entzündung. Dies ist erst durch die krankheitsmodifizierenden Präparate, Basistherapeutika oder DMARDs genannt, gelungen, die heute bei schweren Verläufen zur Standardtherapie gehören. Medikamente wie Methotrexat lindern nicht nur Schmerzen und verringern die Gelenkschwellung, sondern können auch den Krankheitsverlauf positiv beeinflussen.
Die Entwicklung von Methotrexat in der Zellforschung und Hemmung von Tumorzellen markierte Anfang der 1950er Jahre auch einen Meilenstein in der Therapie der entzündlichen rheumatischen Erkrankungen wie die rheumatoide Arthritis. Etwa zur gleichen Zeit begann aber die Erfolgsgeschichte von Cortison. Somit wurde Methotrexat vorerst nicht die heutige Aufmerksamkeit zuteil. Erst die Langzeitnebenwirkungen von Cortison und der hohe Nebenwirkungsgrad der anderen damals verwendeten DMARDs wie Gold und D-Penicillamin, rückte Methotrexat wieder in den Blickpunkt der Forschung. Ab den 1980er Jahren er-

langte dann Methotrexat jenen zentralen Stellenwert, den die Substanz heute hat. Mittlerweile gehört Methotrexat zum Standardrepertoire jedes Rheumatologen und ist in den meisten europäischen Ländern das bei chronisch-entzündlichen rheumatischen Erkrankungen am häufigsten verwendete traditionelle DMARD.

Mitte des 19. Jahrhunderts, also vor etwa 150 Jahren, reiste der deutsche Arzt Dr. Prosch nach Grönland und machte die Beobachtung, dass die dort lebende Bevölkerungsgruppe (Inuits) trotz in unseren mitteleuropäischen Augen „ungesunder Lebensweise" unglaublich gesund war. Menschen mit Herzkreislauferkrankungen, Psoriasis oder Gelenkrheuma waren dort eine Seltenheit. Er brachte dies mit deren Ernährung (Fisch, Robben, Walfett) in Verbindung, was sich später als zutreffend herausstellte. Seinen Beobachtungen wurde aber lange Zeit keine Beachtung geschenkt. Erst etwa 100 Jahre später forschten zwei dänische Ärzte nach den Ursachen des seltenen Auftretens von Herzinfarkten und anderen Erkrankungen bei Inuits in Grönland und fanden sie in den Omega-3-Fettsäuren, die in großen Mengen im Fett von Kaltwasserfischen, Robben und Walen vorkommen. Omega-3-Fettsäuren sind dann weiter erforscht worden und haben in der Rheumatherapie aufgrund ihrer vielen positiven Effekte als ergänzende Therapie einen eigenen Stellenwert erlangt. Denn sie wirken nicht nur antientzündlich, sondern reduzieren auch das erhöhte Herzkreislaufrisiko bei Rheumapatienten.

Obwohl sich die Behandlungsmethoden im Laufe der Jahre immer weiter verbesserten, gelang der große Durchbruch in der Rheumatherapie erst vor einigen Jahren. Wie kaum eine andere Fachdisziplin profitierte die Rheumatologie von den Erkenntnissen der Molekularbiologie, der Genetik und der Zellforschung. Ursachen und Zusammenhänge, wie z.B. die Prozesse des Entzündungskreislaufs, wurden immer besser verstanden. Dies führte zur Entwicklung völlig neuer Medikamente, den sogenannten Biologica, als weiteren großen Meilenstein auf dem Gebiet der Rheumatherapie. Es handelt sich dabei um biotechnologisch hergestellte Antikörper, die gezielt gegen krankmachende Prozesse entwickelt worden sind. Sie sind in der Lage, Schlüsselbereiche im Entzündungsablauf zu neutralisieren und Entzündungszellen zu vernichten oder sie in ihrer Aktivität zu blockieren. Reaktionen des Immunsystems, die sich gegen körpereigene Substanzen richten, werden dadurch unterdrückt. Durch frühes und konsequentes therapeutisches Eingreifen können heutzutage bleibende Gelenk- und Organschäden verhindert werden. Viele Patienten erreichen so Beschwerdefreiheit und

können ein fast normales Leben führen. Und dank der Grundlagenforschung, vor allem in den Bereichen der Immunologie und der Zelltherapie, schreitet die Entwicklung weiter voran.
Seit dem Wissen um zusammenhängende Krankheitsmuster mit Beteiligung eventuell des ganzen Körpers erhalten Rheumapatienten ihrem Muster entsprechend komplexe, fächerübergreifende Therapien. Rheumaorthopädische Maßnahmen wie lokale Infiltrationen haben nach wie vor ihren Stellenwert, während operative Maßnahmen, insbesondere Gelenkersatzoperationen, aufgrund der modernen Rheumamedikamente immer seltener notwendig werden.
Auf dem Gebiet der Physio- und Ergotherapie mischen sich heute antike mit modernen Erkenntnissen und Methoden auf dem Gebiet der Schmerzlinderung, Entspannung, Stressbewältigung und Bewegungstherapie.
Das Arzt-Patient-Verhältnis hat sich in den letzten 20 Jahren ebenfalls grundlegend gewandelt. Das früher meist autoritäre Verhalten von Ärzten macht immer mehr einem System kompetenter Therapiekontrolle Platz, in die sich Ärzte und Patienten ganz bewusst einbringen, weil sich dadurch die Chancen auf Therapiesicherheit und langfristigen Behandlungserfolg erhöhen.

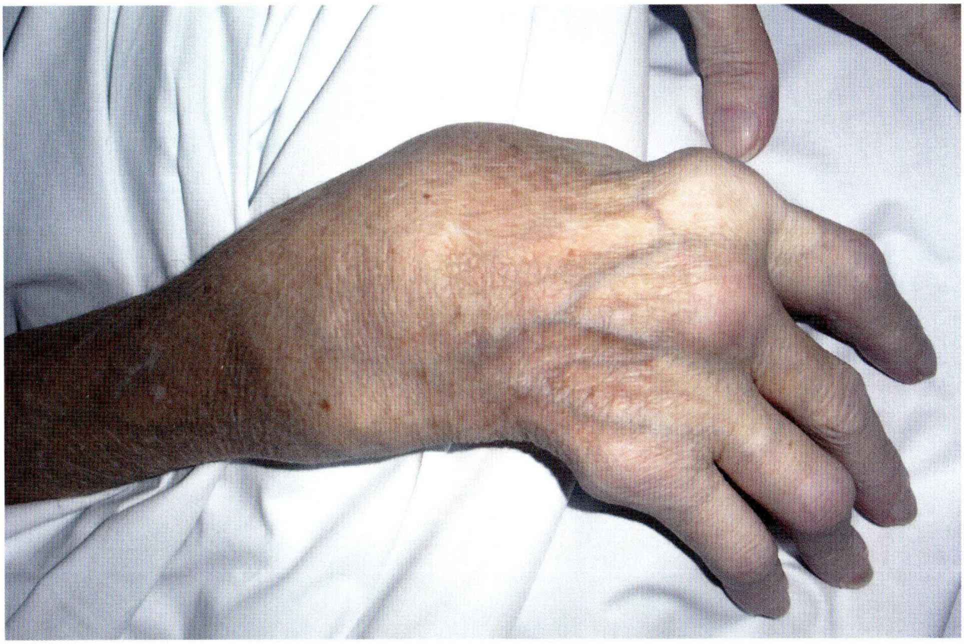

Rheumatoide Arthritis. Das Handgelenk ist deutlich geschwollen, auch mehrere Grund- und Mittelgelenke der Finger.

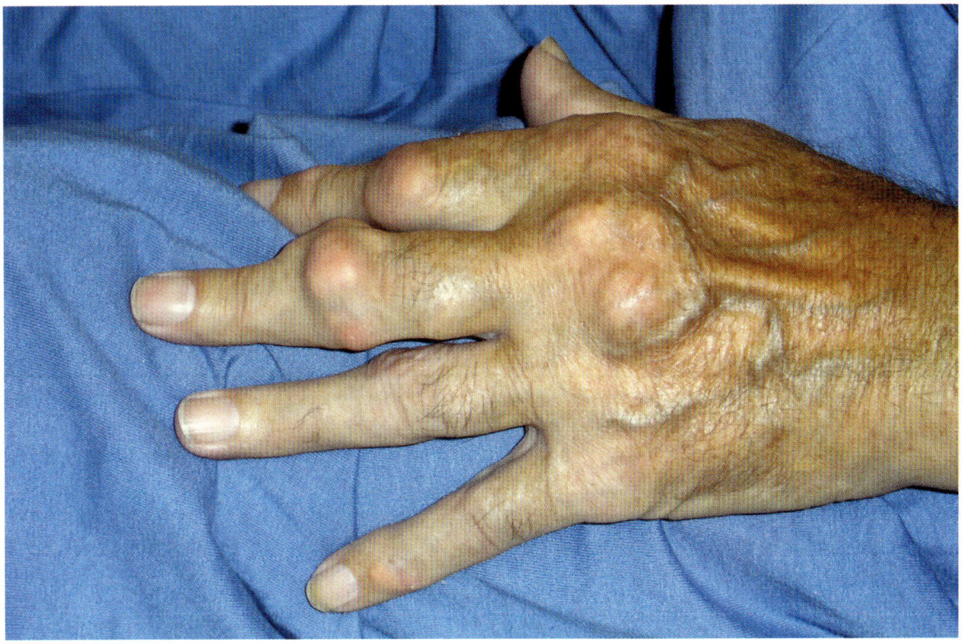

Gicht. Die Harnsäurekristalle enthaltenden Gichtknoten (Tophi) findet man nicht nur an den großen Zehen.

Daktylitis. Wurstförmige Schwellung von Zeige- und Mittelfinger rechts („Wurstfinger").

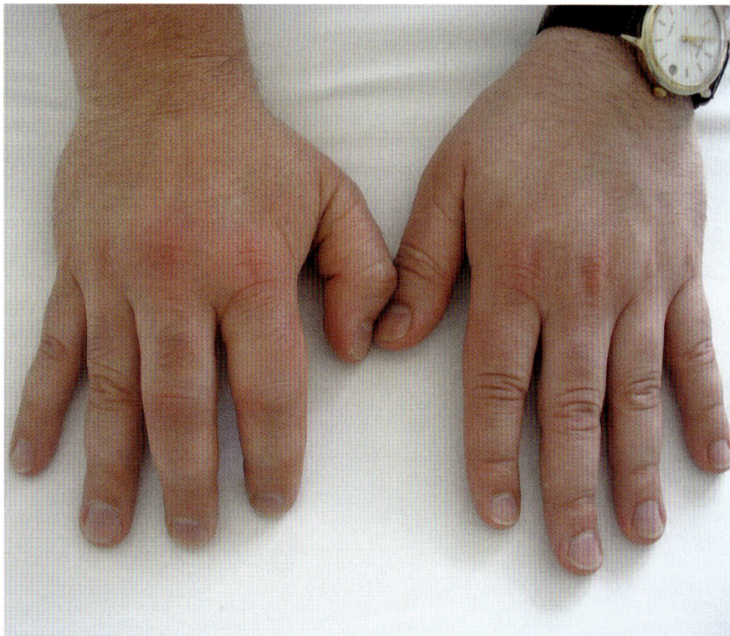

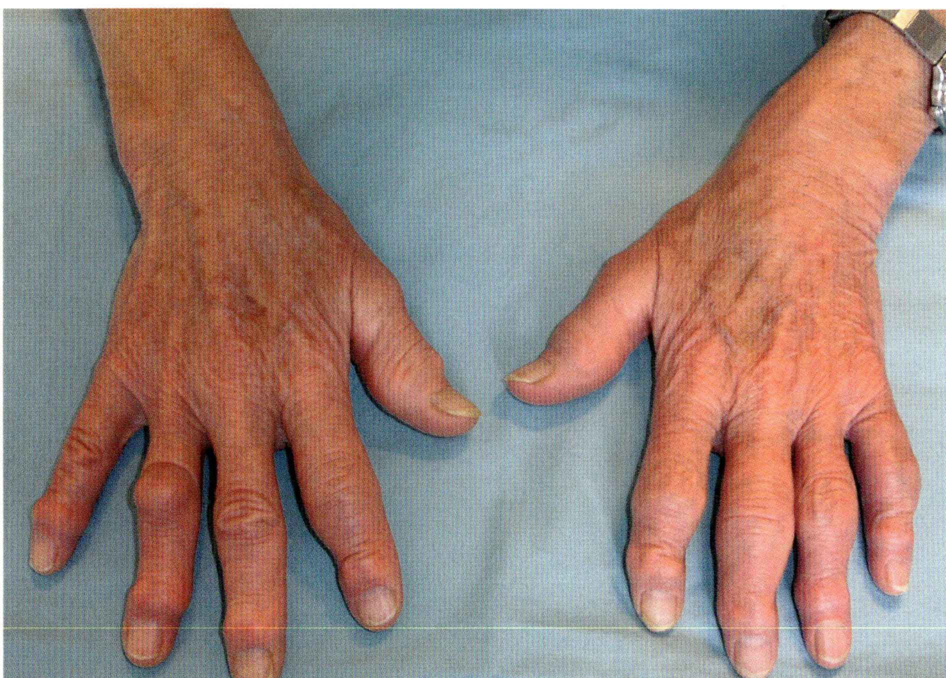

Fingerpolyarthrosen Typ Heberden (Fingerendgelenke) und Typ Bouchard (Fingermittelgelenke). Durch Abnützungen bedingte knöcherne Gelenkverdickungen.

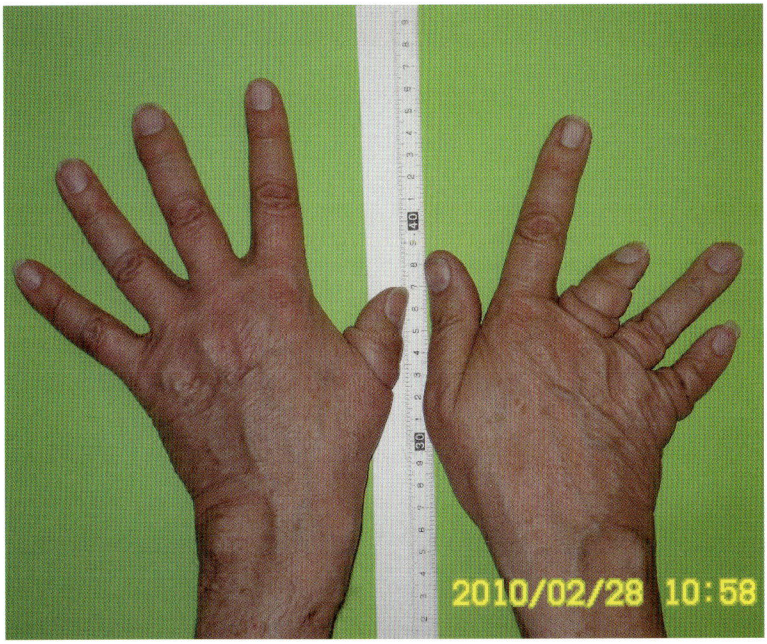

Psoriasisarthritis. Asymmetrisch betroffene und geschrumpfte „Teleskopfinger"

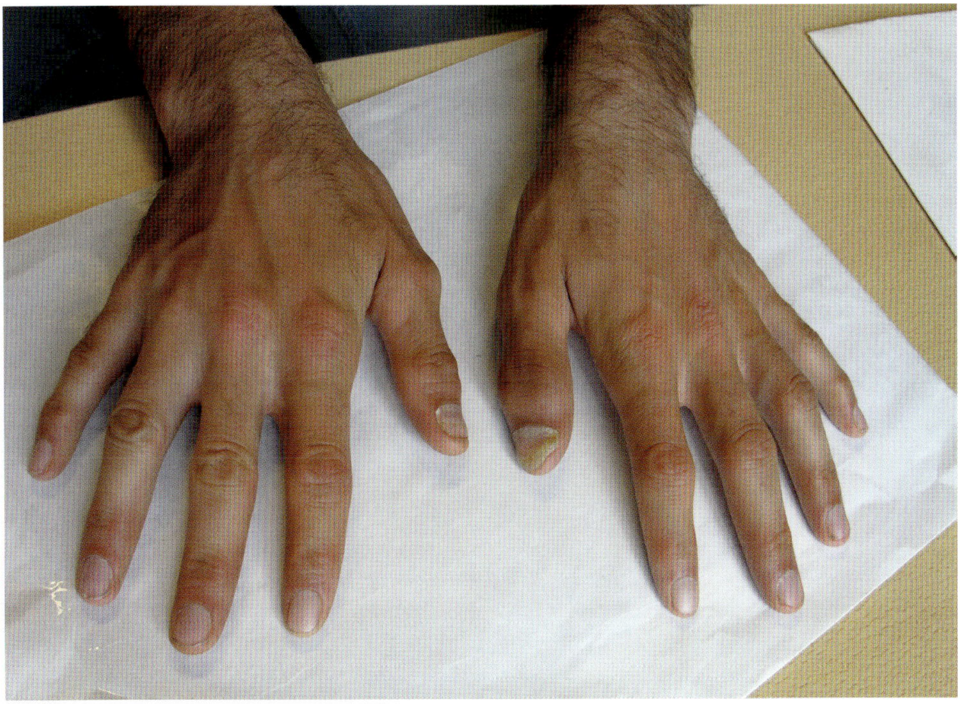

Nagelpsoriasis und Psoriasisarthritis am Daumenendgelenk links.

Psoriasisarthritis. Abheilende Hautherde und Psoriasisarthritis. Der Mittelfinger rechts zeigt noch eine geringe Schwellung bei Daktylitis und ist auch etwas verkürzt.

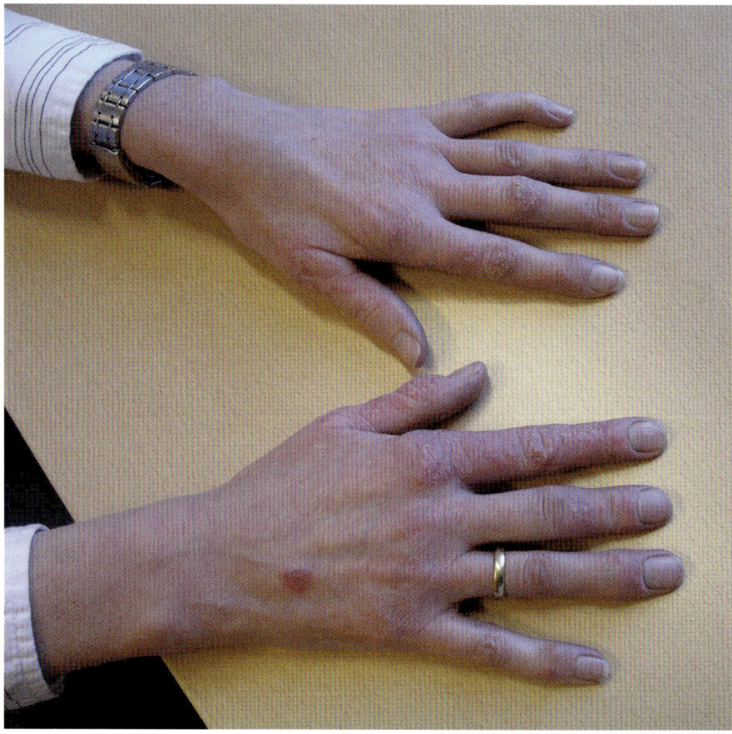

Psoriasisarthritis, mutilierende Form mit geschrumpften Zehen.

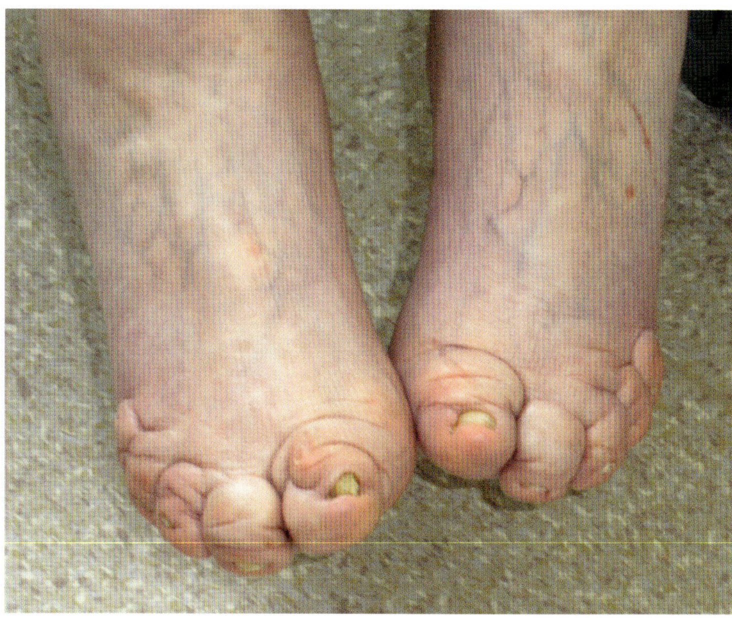

KÄLTEPROVOKATIONSTEST
(Akrale Thermometrie)

Datum: 31.03.05
Untersucher:KH
Raumtemperatur: 23,2°C

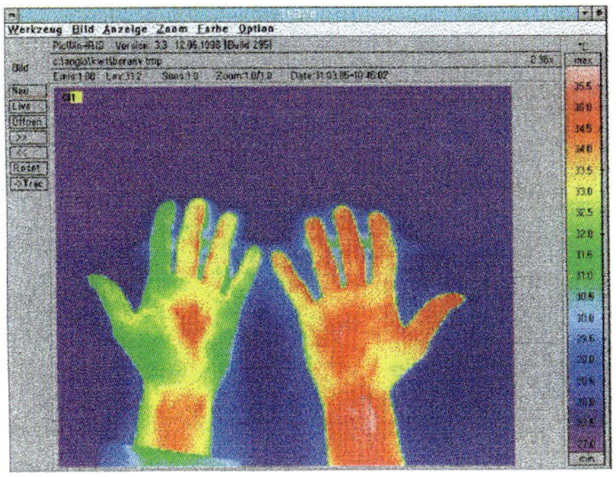

VORWERT

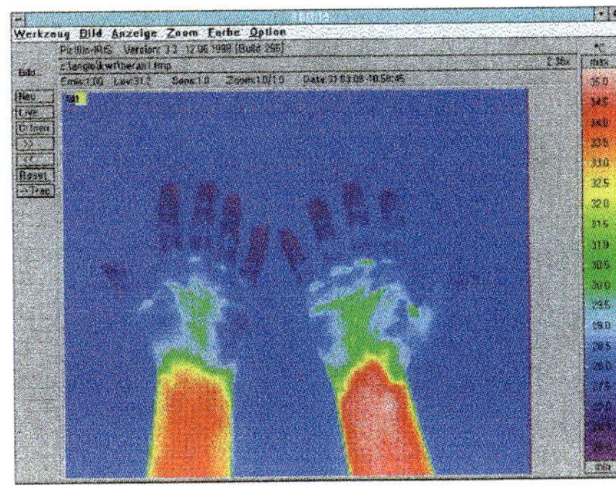

NACHWERT1 (sofort nach 20 ° C H2O)

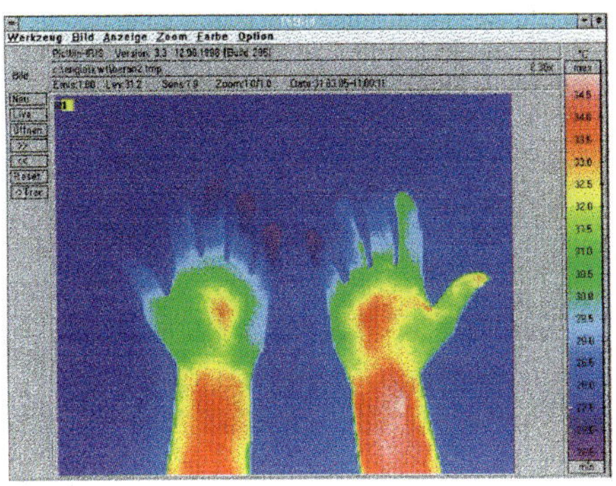

NACHWERT 2 (10 min nach 20 ° C H2O)

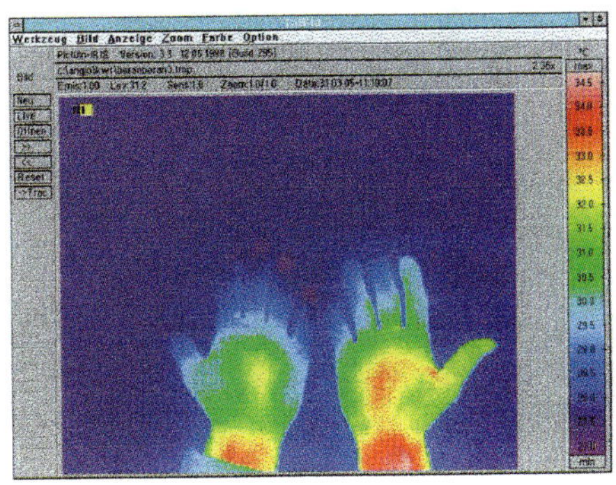

NACHWERT 3 (20 min nach 20 ° C H2O)

AUSWERTUNG:

Fing./Zehen	re I	re II	re III	re IV	re V	li I	li II	li III	li IV	li V
Vorwert	34,2	34,2	34,5	34,3	33,6	32,0	31,7	33,6	33,0	32,8
1´H2O 20°	27,1	26,7	26,3	26,2	26,2	26,8	26,3	26,2	26,3	26,0
nach 10min	31,8	30,5	27,6	28,1	27,1	27,8	27,2	27,0	26,8	26,5
nach 20min	31,5	29,7	28,1	28,3	27,7	27,3	27,3	27,1	26,8	27,0

BEURTEILUNG:Bei sehr hohen Ausgangswerten bes. re. verzögerte Wiedererwärmung aller zehn Finger im Sinne einer Raynaud-Symptomatik.

Der Kälteprovokationstest bei Verdacht auf Morbus Raynaud zeigt an der rechten Hand ein krankhaftes Ergebnis

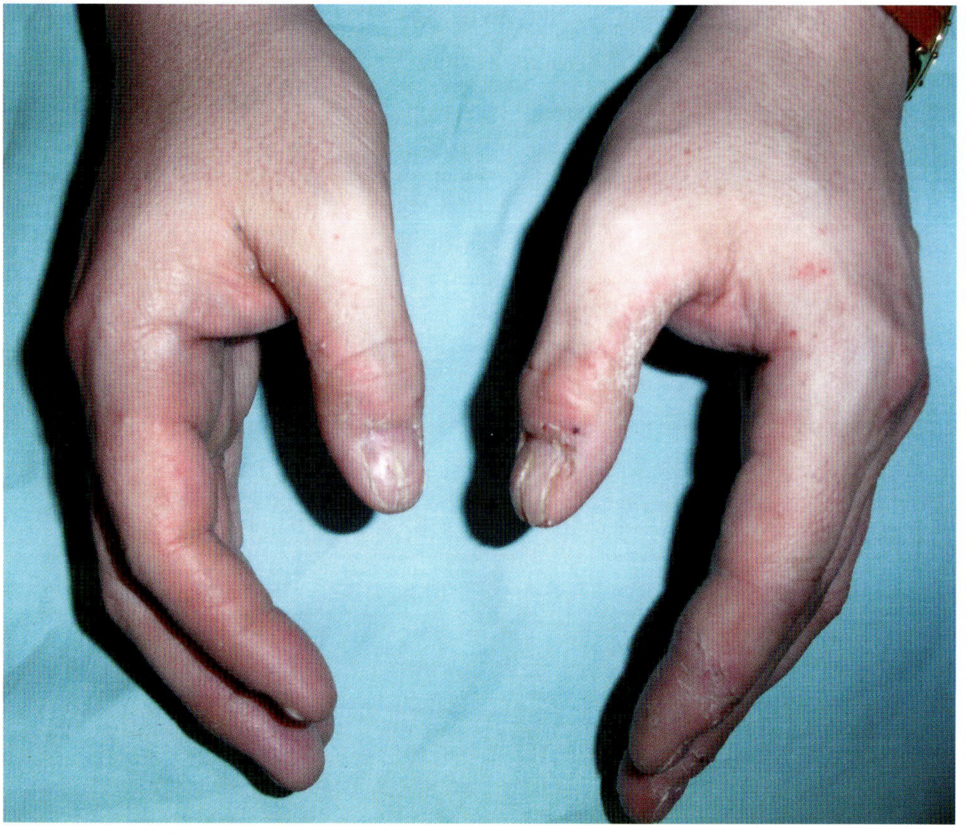

Mischkollagenose. Unter Therapie abheilende Vaskulitis bedingte Hautgeschwüre an den Fingern.

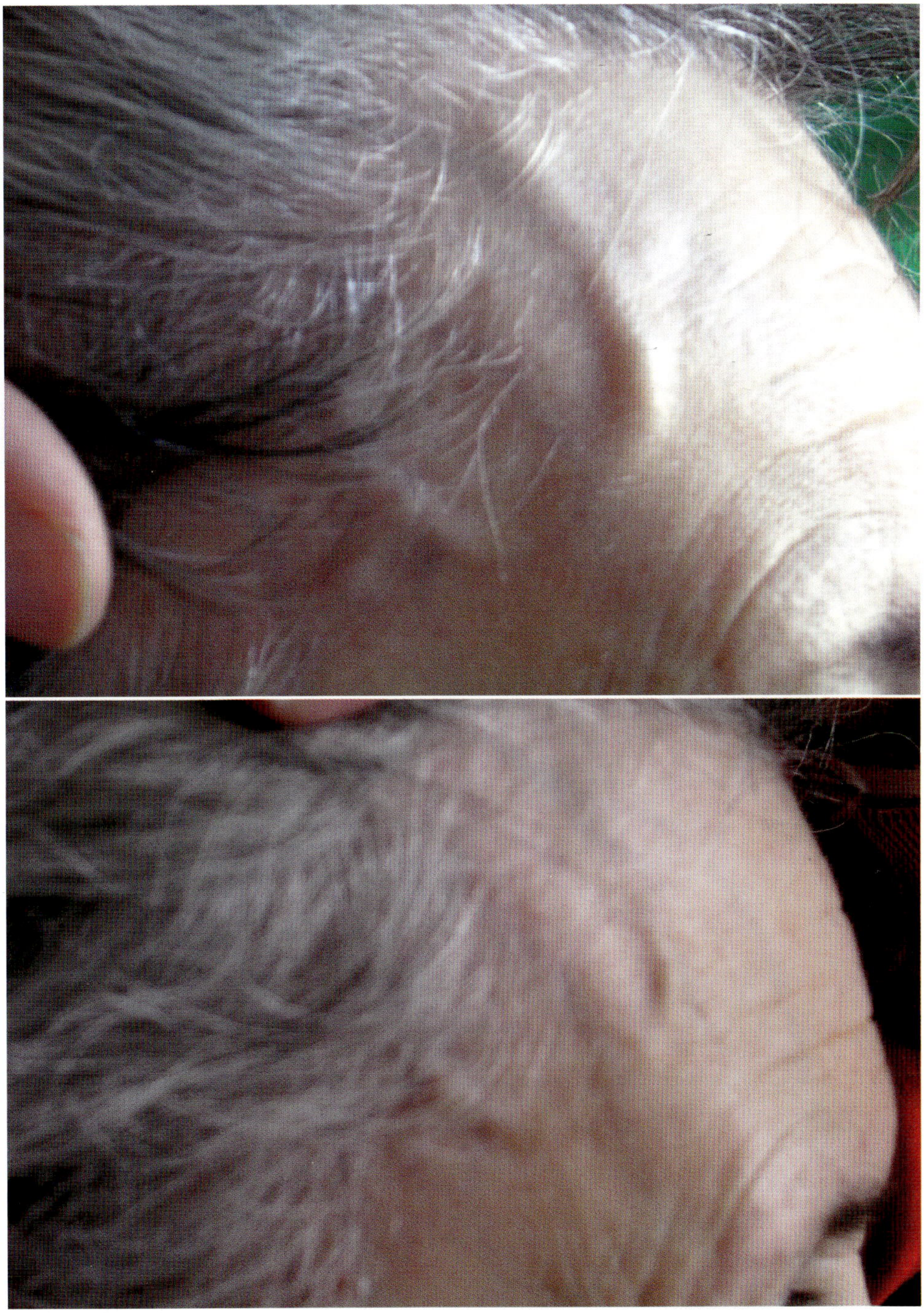

Arteriitis temporalis (Morbus Horton). Am Bild oben ist die vorspringende, knorpelig verdickte, Schläfenarterie gut erkennbar. Unter Therapie in Abheilung begriffen. (Bild unten).

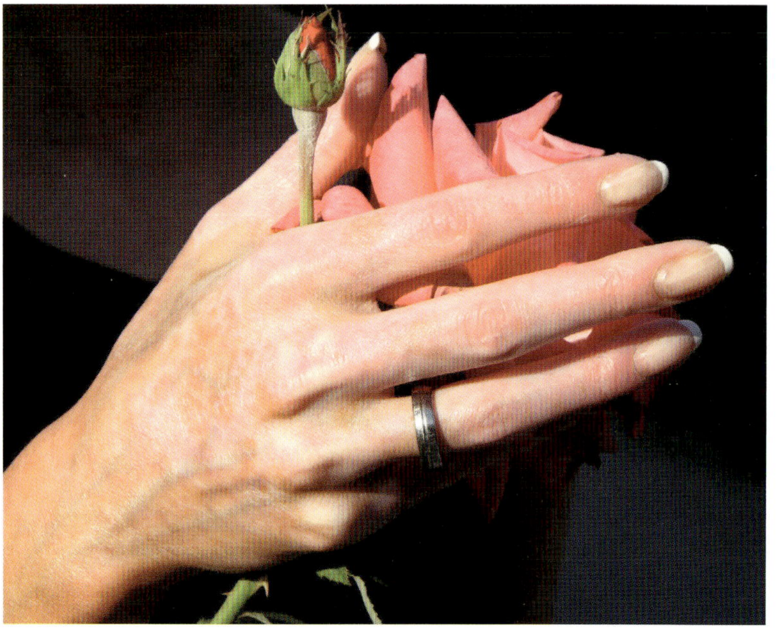

Lupus erythematodes. Unter Therapie abheilende Hautherde an den Händen.

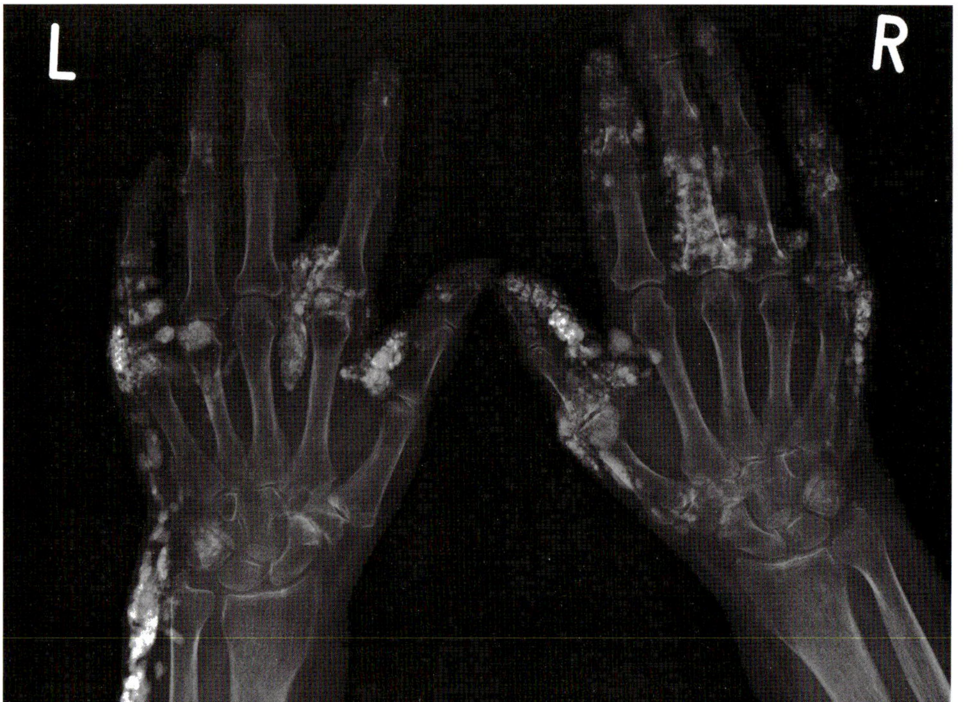

CREST-Syndrom. Die weißen Herde im Handröntgen entsprechen Hautverkalkungen (Calcinosis cutis – das „C“ im CREST-Syndrom).

Medikamentöse Rheumatherapie

Die Ursachen entzündlicher rheumatischer Erkrankungen sind noch weitgehend ungeklärt. Wissenschaftler gehen aber davon aus, dass u.a. körperfremde Stoffe, sogenannte Antigene, an der Entstehung dieser Krankheit beteiligt sind. Beim Kontakt mit den Antigenen werden bestimmte Zellen des Immunsystems aktiviert. Dabei setzen diese Botenstoffe frei. Diese sogenannten Zytokine setzen einen krankhaften Prozess in Gang, der sich in Gelenken, Bindegewebe, Blutgefäßen und inneren Organen abspielt und die schließlich zu einer Verdickung der Gelenkinnenhaut führen. Im weiteren Verlauf wuchert dieses Gewebe in das Gelenk („Pannus") und zerstört Knorpel und Knochen. Innerhalb kurzer Zeit kommt es zu starken Entzündungen und Schädigungen der Gelenke. Die Gelenkzerstörung verursacht chronische Schmerzen, sodass sich die Betroffenen immer weniger bewegen können. Eine Behandlung mit Schmerzmitteln lindert diese Symptome und stellt die Beweglichkeit wieder her. Diesem Zweck dienen nicht steroidale Antirheumatika (NSAR) und neutrale Schmerzmittel. Beide reduzieren Schmerzen; NSAR auch Entzündungssymptome wie Schwellung und Steifigkeit. Sie haben aber keinen Effekt auf den Krankheitsverlauf.
Eine ursächliche Heilung entzündlicher rheumatischer Erkrankungen ist mit heutigen Mitteln noch nicht möglich, man kann die Entzündungsaktivität aber sehr gut dämpfen. Heutzutage haben Betroffene durchaus die Chance, trotz ihrer Krankheit ein fast normales Leben führen zu können.
Zu Anfang und bei milden Verläufen kann es sein, dass sogar jahrelang lediglich Kontrollen erforderlich sind. Es genügen oft allgemeine Verhaltensregeln, wie Vermeidung von Sonnenbestrahlung, konsequenter Sonnenschutz, Vermeidung von Rauchen und Stress, regelmäßige Bewegung und ausreichende tägliche Trinkmengen, um einem Anstieg der Krankheitsaktivität möglichst vorzubeugen.
Entscheidend sind für diese Erkrankungen eine fundierte Diagnose und eine rasche Therapieeinleitung durch Spezialisten. Die Behandlung richtet sich dann nach der Art der Erkrankung, der Krankheitsstärke und ihrem Verlauf. Die gefährlichen Krankheitsmanifestationen bedürfen aber einer raschen und oft aggressiven Therapie, um das Überleben der Betroffenen zu sichern. Dabei kom-

men Cortison, immundämpfende Medikamente aus der Gruppe der DMARDs und Biologica, Immunglobuline und andere Behandlungsformen, wie z.B. Plasmapherese, zum Einsatz.

Beginnt die Erkrankung akut und mit hoher Krankheitsaktivität, schützt nur die rasche Gabe von Cortison vor Schäden. **Nichts anderes hilft so rasch und so gut.** Mit Cortison kann die Krankheitsaktivität sogar bis auf „Null" gedrosselt werden. Die Wirkung entspricht einer Vollbremsung beim Autofahren. Für nur wenige Tage bis Wochen eingesetztes Cortison bringt dem Rheumapatienten viel mehr Vorteile als Nachteile. Gelenke, Haut und Organe werden geschützt, die Schmerzen sind rasch verschwunden, der Patient kann sich wieder normal bewegen. Heißhungerattacken und die Neigung zur Gewichtszunahme lassen sich im Grunde durch Information und Verhaltensregeln hinsichtlich Ernährung und Bewegung sowie Disziplin in den Griff bekommen. Es wäre schön, das Wundermittel Cortison auf Dauer einsetzen zu können, doch die unerwünschten Wirkungen einer Cortisonlangzeittherapie lassen das nicht zu. Das erklärt die weltweite Forschung nach anderen wirksamen Rheuma-Medikamenten. Glücklicherweise sind die Bemühungen von Erfolg gekrönt gewesen, und es stehen heute sehr gut funktionierende Medikamente als Waffen gegen diese Erkrankungen zur Verfügung.

Krankheitsbeeinflussende Medikamente, wie die sogenannten Basistherapeutika (im Englischen „Disease Modifying Antirheumatic Drugs", kurz DMARDs) oder Biologica, werden dazu verwendet, den Krankheitsverlauf zu verlangsamen. Bei der Auswahl der Medikamente werden vom Rheumatologen der Allgemeinzustand des Patienten, die aktuelle und voraussichtliche Schwere der Erkrankung, Lebenshintergrund, Einnahmedauer, Wirksamkeit und mögliche Nebenwirkungen der Medikamente berücksichtigt. Diese krankheitsmodifizierenden Medikamente müssen ein Leben lang eingesetzt werden, um die Erkrankung unter Kontrolle zu halten. Setzt man diese Medikamente ab, steigt die Krankheitsaktivität meist gleich wieder an. DMARDs und Biologica wirken dämpfend auf das fehlgeleitete Immunsystem, greifen in das Entzündungsgeschehen ein und können so die Gelenkzerstörung verlangsamen. Daher sollten sie so früh wie möglich eingesetzt werden, weil sie meist erst ein bis vier Monate nach der ersten Einnahme bzw. Gabe zu wirken beginnen.

Schmerzmittel (Analgetika)

Die meisten Schmerzmittel stehen in verschiedenen Darreichungsformen zur Verfügung – als Tabletten, Tropfen, Kapseln, Zäpfchen, Injektionen oder Infusionen. Sie werden auch in Salben, Cremen und Gelen angeboten. Manche, wie die Opioide, kann man außerdem in Pflasterform aufbringen.

Nicht steroidale Antirheumatika (NSAR)

Abkömmlinge der Salicylsäure bzw. der Acetylsalicylsäure sind die heute verwendeten nicht steroidalen Antirheumatika (NSAR) wie Diclofenac oder Ibuprofen. Diese hemmen die Cyclooxygenase-1 (COX-1) und damit die Prostaglandin-Herstellung, die für Schmerzen und Entzündungsvorgänge im Körper verantwortlich ist. Da damit aber auch die Bildung von Schutzstoffen der Schleimhaut im Magen-Darm-Trakt und den Nieren unterdrückt wird, können unerwünschte Wirkungen wie Magen- und Darmblutungen oder Nierenschäden die Folge sein. Bei Dauereinnahme können sie Leberfunktionsstörungen verursachen, das Knochenmark schädigen und das Risiko für Herzkreislauferkrankungen erhöhen. NSAR sollten deshalb nur so selten und so kurz wie möglich eingenommen werden, keinesfalls als Dauertherapie. Zum Schutz vor Magengeschwüren empfiehlt sich, NSAR nur zusammen mit einem Magenschleimhaut-Schutzmittel einzunehmen.

Coxibe

Vor einigen Jahren glaubte man in den magenverträglicheren COX-2-Hemmern, den Coxiben, eine Revolution in der Schmerztherapie erreicht zu haben. Coxibe wirken gut antientzündlich, aber ohne die Schleimhaut im Magen-Darm-Trakt zu schädigen wie die NSAR. Leider hat sich herausgestellt, dass Coxibe das Risiko von Herzkreislauferkrankungen und Schlaganfall erhöhen und dürfen daher bei Risikopatienten, das sind insbesondere ältere Personen, nicht eingesetzt werden.

Neutrale Analgetika

Wegen der Nebenwirkungen und Probleme im Zusammenwirken mit anderen Medikamenten verwenden Rheumatologen heute lieber Schmerzmittel, die nicht zu den klassischen NSAR gehören. Solche besitzen zwar keinen entzündungshemmenden Effekt, wirken aber auch sehr gut schmerzstillend, ohne dass man sich z.B. vor Blutungen im Magen- und Darmbereich fürchten muss. Dazu gehören z. B. Metamizol, Paracetamol, Tramadol und andere Opioide. Serotonin-Wiederaufnahme-Hemmer wirken zusätzlich antidepressiv. GABA-ähnliche Substanzen lindern Nervenschmerzen. Cannabinoide haben gegenüber Opioiden einige Vorteile.

Paracetamol hat neben einer schmerzstillenden auch eine fiebersenkende Wirkung. Vermutlich ist die schmerzstillende Wirkung ein Zusammenspiel von mehreren Mechanismen. Unter anderem steigert es den Gehalt des „Glückshormons" Serotonin im Gehirn. Der Vorteil ist seine gute Magenverträglichkeit. Der Nachteil ist eine mögliche Leberwerterhöhung.

Metamizol steht für fast 100 Jahre lebhafte Arzneimittelgeschichte. In den 1970er Jahren geriet dieser damals sehr oft verordnete Arzneistoff ins Kreuzfeuer der Kritik. Heute erlebt Metamizol eine kleine Renaissance. Metamizol wirkt rasch und gut schmerzstillend, fiebersenkend und krampflösend und wird deshalb wieder sehr gerne und häufig eingesetzt. Es erhöht auch nicht das Herzkreislaufrisiko wie die Coxibe.

Opioide wie **Tramadol** oder **Hydromorphon** blockieren die Schmerzwahrnehmung im Gehirn und beugen so der Entwicklung eines Schmerzgedächtnisses vor. Eine weitere positive Begleiterscheinung ist die Unterdrückung von Angstgefühlen. Zwar wird der Schmerz unter Umständen noch wahr genommen, aber nicht mehr als unangenehm oder sogar bedrohlich empfunden. Nachteile der Opioide sind mögliche Übelkeit und Stuhlverstopfung sowie eine Dämpfung der Atmung.

Cannabinoide wie z.B. **Dronabinol** haben gegenüber Opioiden einige Vorteile, werden aber bislang nur in speziellen Fällen der Rheumatherapie verwendet. Cannabinoide verändern, ähnlich wie die Opioide, die Schmerzübertragung und die Schmerzwahrnehmung im Gehirn. In Kombination mit Opioid-Schmerzmitteln wird die schmerzlindernde Wirkung beider Substanzgruppen genutzt. Cannabinoide wirken brechreizlindernd, appetitanregend, distanzierend und stimmungsaufhellend, und bewirken auch bei Überdosierung keine Dämpfung der Atmung.

Serotonin-Wiederaufnahme-Hemmer Serotonin gilt als Glückshormon und als Botenstoff für die „guten Nachrichten". Medikamente, die die Konzentration des Botenstoffes Serotonin in der Gewebeflüssigkeit des Gehirns steigern, dämpfen die Schmerzwahrnehmung und hellen die Stimmung auf. Serotonin aktiviert aber nicht nur das Stimmungszentrum und wirkt antidepressiv, sondern hemmt auch Entzündungen, verengt erweiterte Gehirngefäße bei Migräne, steuert das Sättigungsgefühl und regelt den Schlaf-Wach-Rhythmus. Es wird im Körper aus dem Eiweißbaustein Tryptophan hergestellt, das in Käse, Milch, Nüssen, Soja, aber auch in Bananen und Beeren vorkommt. Fasten und sportliche Aktivitäten steigern den Serotoninspiegel genauso wie die Genussmittel Koffein, Nikotin, Alkohol und Schokolade.

Gabepentin und **Pregabalin** sind mit dem körpereigenen Botenstoff Gamma-Amino-Buttersäure (GABA) strukturverwandt. Sie hemmen übermäßige Impulse der Nervenleitung. Sie verringern die Häufigkeit von epileptischen Anfällen, und sie dämpfen Nervenschmerzen.

Cortison

Die Fachwelt hielt den Atem an, als Ende September 1948 der englische Arzt Philip Hench der ersten Patientin mit schwerer rheumatoider Arthritis Cortison injizierte. Schon nach zwei Tagen konnte sich die Patientin im Bett bewegen, am 3. Tag hatte sie keine Schmerzen mehr und stand auf. Nach einer Woche fuhr sie mit dem Taxi in die Stadt und machte drei Stunden lang Einkäufe. ***Das war das Cortisonwunder!***

Was ist Cortison?

Cortison ist ein lebensnotwendiges, körpereigenes Hormon, das uns Stress besser aushalten lässt, in Stoffwechselvorgänge eingreift und einige Abläufe in der körpereigenen Abwehr steuert. Cortison greift dämpfend in unser Immunsystem ein und ist der stärkste Entzündungshemmer, den wir zurzeit kennen. Man verwendet die Bezeichnung „Cortison" auch als Sammelbegriff für diese in der Therapie bevorzugten Abwandlungen dieses Hormons, den „Glucocorticoiden". Leider ist es bis heute nicht gelungen, eine Cortisonart herzustellen, die nur eine positive, entzündungshemmende Wirkung hat.

Wer braucht Cortison?

Cortison ist absolut unverzichtbar zur Behandlung all jener Patienten, deren Nebennierenrinde nicht in der Lage ist, die jeweils notwendige Hormonmenge selbst herzustellen. In diesen Fällen ist Cortison lebensrettend und ruft bei richtiger Dosierung in aller Regel keinerlei Nebenwirkungen hervor. Die Einleitung und Überwachung einer Cortisontherapie muss von erfahrenen Ärzten durchgeführt werden. Es ist wichtig, in einer hochentzündlichen Phase die richtige Dosis zu wählen und bei Langzeitbehandlung die Cortisontherapie im Verlauf genau zu kontrollieren. „Basistherapeutika“ und „Biologica“ helfen, die Höhe der Cortisondosis möglichst niedrig zu halten.

Wie wird Cortison eingesetzt?

Rheumapatienten spüren durch den Wegfall des körpereigenen Cortisols typischerweise entzündungsbedingte Schmerzen nachts und in den frühen Morgenstunden am stärksten. Dennoch sollte Cortison nur in Ausnahmefällen am Abend verabreicht werden. Nur wenn es der Krankheitsverlauf zwingend erforderlich macht, ist eine weitere Dosis am Abend förderlich. Eine Cortisontherapie verträgt der Körper am besten, wenn sie im Einklang mit diesem Rhythmus durchgeführt wird. Cortison morgens vor acht Uhr eingenommen, stört die Regulation des Körpers am wenigsten. Die Gabe von Cortison sowohl als Tablette, Infusion oder Injektion unmittelbar in das Gelenk führt zu einer raschen Linderung der Beschwerden. Darüber hinaus kann Cortison in gewissem Maß ein Voranschreiten der Erkrankung verhindern. Die Entzündung wird rasch, sicher und effektiv eingedämmt. Cortison steht in Tablettenform, als Infusion, Injektion zur Verfügung, für bestimmte Hauterkrankungen auch als Creme, Fettsalbe, Emulsion und Lösung.

Ist nur ein Gelenk entzündet, kann der Arzt in dieses ein Cortison-Präparat direkt injizieren. In dieser Form bleibt viel Cortison im Gelenk. Eine anschließende 24-stündige Ruhephase sollte eingehalten werden, damit möglichst wenig von diesem Cortison aus dem Gelenk ausgeschwemmt wird.

Am Beginn einer Behandlung einer entzündlichen rheumatischen Erkrankung überbrückt Cortison die Zeit bis zum Wirkbeginn der Basistherapeutika (DMARDs) und Biologica, die die Hauptmedikamente für die Langzeitbehandlung darstellen. Cortison sollte anschließend möglichst nur mehr selten und kurzfristig eingesetzt werden, wie bei Entzündungs-„Schüben“ oder wenn Organschäden drohen.

So wenig wie möglich, so viel wie nötig.

Welche unerwünschten Folgen können auftreten – und was kann man gegen sie tun?

Leider ist es bis heute nicht gelungen eine Cortisonart herzustellen, die nur eine positive, entzündungshemmende Wirkung hat.

Kurzzeit-Therapie Das Ausmaß unerwünschter Nebenwirkungen ist von der Dosis und der Dauer der Behandlung abhängig. Bei kurzfristiger Anwendung ist das Risiko selbst bei hoher Dosis gering.

Langzeit-Therapie Bei Einleitung einer Langzeittherapie mit Cortisonpräparaten sind bei Patienten mit Bluthochdruck, Diabetes mellitus, chronischen Infektionen, grauem oder grünem Star besondere Vorsichtsmaßnahmen zu treffen. Vom Patienten am gefürchtetsten ist die Gewichtszunahme. Davor schützt, den Heißhungerattacken nicht nachzugeben, nur zweimal am Tag normal viel zu essen und ausreichend Bewegung zu machen.

Passt man seinen Lebensstil durch bewusste Ernährung und Bewegung an, bleibt man trotz Cortison schlank.

Bewegung schützt auch vor Muskelschwund und -schwäche und beugt zusammen mit Kalzium und Vitamin D einer Verminderung der Knochendichte (Osteoporose) vor. Patienten, die langfristig Cortison einnehmen, sollten regelmäßig Kalzium und Vitamin D einnehmen und sich viel bewegen. Eine Knochendichtemessung sollte vor Behandlungsbeginn, dann nach einem Jahr und je nach Befund anschließend alle ein bis zwei Jahre durchgeführt werden. Bei langfristiger Gabe von Cortison wird die Haut dünner und empfindlicher. Kleine oberflächliche Hautgefäße erweitern sich und zerreißen und bluten leicht. Ähnliches passiert an den Schleimhäuten. Da Cortison dämpfend auf das Immunsystem wirkt, ist die Infektionsabwehr etwas geschwächt. Gefährlich werden Stresssituationen mit höherem Bedarf an Cortison, der nicht künstlich ausgeglichen wird, und wenn sich Patienten mit Cortison-Langzeittherapie dazu entschließen, ihre Cortison-Tabletten von heute auf morgen abzusetzen. Dadurch bringen sich diese Patienten in Lebensgefahr! Schon kleine Stresssituationen können tödlich enden, da die natürliche Anpassung nicht mehr funktioniert. Geschrumpfte Nebennieren sind nicht in der Lage, sofort benötigtes Cortisol zur Verfügung zu stellen. Es dauert mehrere Tage bis Wochen, bis sie wieder vollständig funktionstüchtig sind und genug Cortisol produzieren. Aus diesem Grund darf die Cortisondosis nur ganz allmählich reduziert werden („Cortisontreppe“) – und Sie sollten sich daher immer genau an die ärztliche Vorschrift halten. Cortison darf bei Langzeittherapie niemals plötzlich abgesetzt werden, auch vor Operationen nicht.

Cortison niemals plötzlich absetzen!

Krankheitsmodifizierende Medikamente

Krankheitsmodifizierende Medikamente sind Arzneimittel, die langfristig den Verlauf einer rheumatischen Erkrankung am Fortschreiten hindern können. Sie sind es, die den Rheumapatienten ein fast normales Leben ermöglichen. Da entzündliche rheumatische Erkrankungen bislang nicht heilbar sind, müssen sie ein Leben lang mit diesen Medikamenten unter Kontrolle gehalten werden.
Da die krankheitsmodifizierenden Medikamente die Haupt-Rheumamedikamente darstellen und die Basis der medikamentösen Rheumatherapie bilden, werden sie auch „Basistherapeutika“ genannt. Theoretisch gehören auch die später entwickelten „Biologica“ dazu; aufgrund der jedoch völlig anderen Wirkweise werden sie als eigene Gruppe der klassischen Basistherapeutika dargestellt.

Basistherapeutika (DMARDs)	Biologica
Natrium-Aurothiomalat	Anakinra
(Hydroxy-)Chloroquin	Etanercept
Sulfasalazin	Infliximab
Methotrexat	Adalimumab
Leflunomid	Golimumab
Azathioprin	Certolizumab Pegol
Mycophenolat-Mofetil	Tozilizumab
Cyclosporin A	Rituximab
Cyclophosphamid	Abatacept

Gemeinsam ist diesen Medikamenten, dass durch die Unterdrückung des Immunsystems die Infektanfälligkeit erhöht ist. Viele Patienten machen aber genau die gegenteilige Erfahrung, dass sie unter der Therapie nicht nur keinen Krankheitsschub haben, sondern auch weniger häufig an Infekten erkranken.

Basistherapeutika, DMARDs

Zur Gruppe der Basistherapeutika gehören Medikamente, die dauerhaft hemmend in Autoimmun- bzw. Entzündungsvorgänge eingreifen und so chronisch-entzündliche rheumatische Erkrankungen am Fortschreiten hindern können. Sie sind keine Schmerzmittel, die man bedarfsweise einnehmen kann, man muss sie ständig einnehmen. Sie wirken auch nicht schnell. Durchschnittlich dauert es ein bis drei Monate, bis man eine Wirkung spürt. Ab da wirken sie aber dauerhaft. Man darf sie auch nicht weglassen, wenn man glaubt, kein Rheuma mehr zu haben. Das spricht nur für die gute Wirkung des Basistherapeutikums, die aber mit Absetzen des Medikamentes verloren geht – und alle Beschwerden kommen entsprechend der steigenden Krankheitsaktivität wieder. Auf Englisch werden Basistherapeutika „Disease Modifying Anti Rheumatic Drugs", kurz „DMARDs", genannt. Dieser Ausdruck hat sich mittlerweile auch bei uns im klinischen Sprachgebrauch eingebürgert. Typisch für DMARDs ist ihr verzögerter Wirkbeginn von mehreren Wochen bis Monaten. Verabreicht werden sie in Tabletten-, Spritzen- und Infusionsform. Da sie als Dauertherapie eingesetzt werden, muss ihre Wirksamkeit und Verträglichkeit regelmäßig überprüft werden. Dazu ist ein Sicherheitsnetz für die Rheumapatienten aufgebaut worden, in dem Hausärzte und Rheumatologen eng zusammenarbeiten (s. „Kontrollen" Seite 86ff.).

Chloroquin und Hydroxychloroquin

Diese beiden Anti-Malaria-Mittel sind ein Beispiel für eine günstige „Nebenwirkung" mancher Antibiotika: Sie wirken auch „gelenkberuhigend". In der Rheumatologie wird diese „Nebenwirkung" bei leichten Formen der rheumatoiden Arthritis und Kollagenosen wie SLE und Sjögren-Syndrom genutzt. Bis zur vollen Wirkung dauert es aber drei bis vier Monate. Zu beachten ist ein Sonnenschutz.

Sulfasalazin (Salazosulfapyridin)

In den 1920er und 1930er Jahren stellten Wissenschaftler die Theorie auf, dass entzündliche Gelenkerkrankungen Folgen von Infektionen mit Darmkeimen wären und dass die positive Wirkung bestimmter Antibiotika auf Gelenkbeschwerden auf die Elimination der schuldigen Darmkeime zurückzuführen sei. Dazu passte die Beobachtung von Patienten mit Morbus Crohn oder Colitis ulcerosa, die eigentlich wegen des Darms mit Sulfasalazin behandelt wurden, da sich mit der Besserung der Darmbeschwerden gleichzeitig auch ihre Gelenkbeschwerden besserten. Den eigentlichen und etwas komplizierteren Wirkmechanismus hat man erst später erkannt. Heute wird zur Behandlung der chronisch-entzündlichen Darmerkrankungen ohne Gelenkbeteiligung die Reinform von Mesalazin – also ohne Sulfapyridin – verwendet. Bei gleichzeitiger Gelenkbeteiligung bietet sich aber nach wie vor Sulfasalazin an. Weiters kommt Sulfasalazin bei reaktiven Arthritiden und bei rheumatoider Arthritis zum Einsatz. Sulfasalazin wird in Tablettenform eingenommen. Die Wirkung tritt nach ein bis drei Monaten ein. Nebenwirkungen von Sulfasalazin spielen sich meist im Verdauungstrakt ab, halten sich aber weitgehend in Grenzen.

Methotrexat (MTX)

Methotrexat wurde Anfang der 1950er Jahre als zellhemmendes Mittel entwickelt, ursprünglich zur Hemmung von Tumorzellen; etwa zur gleichen Zeit, als in der Rheumatologie die Erfolgsgeschichte von Cortison begann. Somit wurde Methotrexat vorerst nicht die heutige Aufmerksamkeit zuteil. Erst die Langzeitnebenwirkungen von Cortison rückten Methotrexat wieder in den Blickpunkt des Interesses. Zur Behandlung von chronisch-entzündlichen rheumatischen Erkrankungen wird es erst seit den 1970er Jahren regelmäßig eingesetzt. Mittlerweile gehört Methotrexat zum Standardrepertoire jedes Rheumatologen und ist in den meisten europäischen Ländern das bei chronisch-entzündlichen rheumatischen Erkrankungen am häufigsten verwendete traditionelle DMARD. Obwohl bereits mehr als ein halbes Jahrhundert seit seiner Entwicklung vergangen sind, haftet Methotrexat immer noch die Erinnerung an seine Herkunft aus der Tumorbehandlung an, und Patienten fürchten sich vor dieser „Chemotherapie". In der Rheumatologie reichen „homöopathisch" niedrige Mengen – einmal pro Woche – aus. In dieser Dosierung ist das Medikament risikoarm und hat in erster Linie nur eine entzündungshemmende Wirkung. Methotrexat kann man in Tabletten-, Spritzen- und Infusionsform verabreichen.

Unerwünschte Wirkungen Als häufigste Nebenwirkungen werden zu Beginn leichte Übelkeit und allgemeines Unwohlgefühl berichtet, welche sich meist wieder verlieren.

Folsäure ist als Begleittherapie von Methotrexat günstig, aber nicht zwingend notwendig. Das Vitamin Folsäure ist der direkte Gegenspieler von Methotrexat und hebt die Wirkung von Methotrexat auf. Das ist bei etwaigen unerwünschten Wirkungen ein Vorteil. Wichtig ist dabei, einen Abstand von mindestens 24

Stunden nach der Methotrexat-Gabe oder -Einnahme einzuhalten, damit Methotrexat ausreichend Zeit hat, auf das kranke Gewebe zu wirken. Mittlerweile hat sich eingebürgert, Folsäure automatisch nach Methotrexat zu geben. Folsäure muss auch nur einmal in der Woche – am Tag nach Methotrexat – eingenommen werden.

Leflunomid

Leflunomid wirkt ebenfalls zellhemmend und so langfristig einer entzündungsbedingten Gelenkzerstörung entgegen. Eine Verbesserung der Beschwerden ist nach ein bis zwei Monaten zu erwarten. Leflunomid wird in Tablettenform eingenommen. Die unerwünschten Wirkungen sind mit denen von Methotrexat vergleichbar.

Azathioprin

Azathioprin greift hemmend in den Stoffwechsel von Zellen des Immunsystems ein, wodurch entzündliche Prozesse an Gelenken und Organen unterdrückt werden. Häufiger als bei der rheumatoiden Arthritis findet Azathioprin seinen Einsatz bei Kollagenosen, chronisch-entzündlichen Darmerkrankungen oder bei der Autoimmunen Hepatitis. Azathioprin wird in Tablettenform eingenommen. Die Wirkung tritt meist nach ein bis zwei Monaten ein.

Unerwünschte Wirkungen Die unerwünschten Wirkungen sind mit denen von Methotrexat vergleichbar.

Mycophenolat-Mofetil

Mycophenolat-Mofetil wirkt spezifisch gegen die Vermehrung bestimmter weißer Blutkörperchen im Immunsystem (B- und T-Zellen) und hemmt so den Entzündungsprozess im Rahmen entzündlicher rheumatischer Erkrankungen. Im Allgemeinen ist der Wirkmechanismus dem von Azathioprin ähnlich. Mycophenolat-Mofetil wird in Tablettenform eingenommen.

Unerwünschte Wirkungen An unerwünschten Wirkungen sind Störungen hinsichtlich des Magen- und Darmbereiches mit Durchfall und Erbrechen besonders bei Therapiebeginn zu beobachten. Sie lassen aber rasch bei Weiterbehandlung wieder nach.

Cyclosporin A

Cyclosporin A verhindert die Aktivierung bestimmter weißer Blutkörperchen (T-Zellen) im Immunsystem und bremst deren Aktivität im Entzündungsprozess. Es wird bei schwereren Formen von rheumatoider Arthritis, Psoriasis oder Kollagenosen eingesetzt. Die Wirkung von Cyclosporin tritt meist nach eineinhalb bis zwei Monaten ein. Cyclosporin A wird in Form von Tabletten oder als Trinklösung eingenommen.

Unerwünschte Wirkungen Die unerwünschten Wirkungen sind mit denen von Methotrexat vergleichbar. Zusätzlich kann vermehrter Haarwuchs auftreten.

Sicherheitshinweis Vermeiden Sie den Genuss von Grapefruits oder Grapefruitsaft, da dies zu einer Steigerung des Cyclosporinspiegels im Blut führt.

Cyclophosphamid

Cyclophosphamid wurde früher nur in der Tumortherapie verwendet, da es den Teilungsvorgang von Zellen behindert und so das Wuchern von Zellen hemmt. Die dadurch dämpfende Wirkung auf das Immunsystem und Entzündungsvorgänge wird in der Rheumatologie zur Behandlung von schweren Formen oder lebensbedrohlichen Verläufen von SLE, Morbus Behçet, Blutgefäßentzündungen (Vaskulitiden) und anderen Autoimmunerkrankungen genutzt.

Unerwünschte Wirkungen Entsprechend der Stärke des Medikaments können vorübergehend auch schwerere unerwünschte Wirkungen auftreten. Wenn vor Therapiebeginn genug Zeit bleibt, werden bei jungen Frauen mit Kinderwunsch Eizellen entnommen, denn eine nachfolgende Unfruchtbarkeit ist sehr häufig.

Biologica

In den letzten 20 Jahren ist die Forschung in der Medizin mit Riesenschritten vorangegangen. Erkenntnisse über Immunzellen und die Rolle der Blut- und Gewebs-Botenstoffe haben Eingang in die rheumatologische Therapie gefunden und ermöglichen heute eine zielgerichtete Behandlung der chronisch-entzündlichen rheumatischen Erkrankungen. Mit diesen biotechnologisch hergestellten Medikamenten („Biologica“) gegen die entzündungsfördernden Botenstoffe ist es möglich, diese wesentlich gezielter auszuschalten. Biologica arbeiten quasi mit einer Zieloptik, während Cortison und DMARDs mit einer Schrotschusstechnik gegen die Entzündung vorgehen, wobei auch „die Umgebung“ mitleiden kann. Viele neue Wirkstoffe werden gerade getestet. Für Patienten mit entzündlichem Rheuma bedeutet das einen enormen Fortschritt in der Therapie, denn Biologica können die Erkrankung wirksam aufhalten und Knochenzerstörungen verhindern.

Mechanismen der Gelenkzerstörung

Zytokine sind im Körper vorkommende Botenstoffe. Sie geben Signale und Informationen von der einen zur anderen Zelle weiter. Durch diese Botenstoffe verständigen sich die Zellen des Immunsystems und koordinieren ihren gemeinsamen Kampf gegen Angriffe des Organismus von außen (z.B. bei Infektionen mit Bakterien, Viren, Pilzen, Parasiten) oder von innen (Krebszellen).
Bei Autoimmunerkrankungen betrachtet das Immunsystem aus unbekannter Ursache körpereigene Strukturen als fremd, und es entsteht ein Dauerreiz im Gewebe. Es kommt zu einer chronischen Entzündung, die von allein nicht wieder weggeht. Die Ursachen dafür sind bislang nicht geklärt. Eine Vermutung geht dahin, dass z. B. körperfremde Stoffe, sogenannte Antigene, an der Entstehung dieser Erkrankungen beteiligt sind. Beim Kontakt mit den Antigenen werden bestimmte Zellen des Immunsystems aktiviert. Dabei setzen sie Botenstoffe frei, die einen krankhaften Prozess in Gang setzen. Wichtige entzündungsfördernde Botenstoffe sind zum Beispiel TNF-alpha, Interleukin 1 und Interleukin 6. Werden diese Botenstoffe mit Medikamenten blockiert, wird dadurch die Entzündung gebremst und am Fortschreiten gehindert.

Biologica – künstliche Antikörper

Biologica sind biotechnologisch hergestellte künstliche Antikörper. In ihrer Grundstruktur ahmen sie natürliche Antikörper nach. Natürliche Antikörper dienen dem Körper als Hochtechnologie-Waffe im Abwehrkampf. Das Immunsystem reagiert auf einen Eindringling mit der Produktion von Antikörpern, die nach dem „Schlüssel-Schloss-Prinzip“ genau diesen einen Eindringling erkennen. In Zusammenarbeit von mehreren weißen Blutkörperchen wird dann dieser Eindringling zerstört und beseitigt. Bei der Herstellung von künstlichen Antikörpern macht man sich dieses „Schlüssel-Schloss-Prinzip“ zunutze. Wissenschaftler haben gelernt, künstliche Antikörper herzustellen, die nur den gewünschten Schlüssel „in Händen“ tragen. Dadurch können gewünschte Effekte erzielt oder unerwünschte blockiert werden. Auf diese Weise werden bestimmte entzündungsfördernde Botenstoffe wie TNF-alpha oder Interleukine gezielt blockiert und ausgeschaltet, oder es werden direkt die Immunzellen selbst gebremst (B- oder T-Zellen-Hemmer).

Vor Therapiebeginn

Nach der Entscheidung für die Behandlung mit einem Biologicum sind vor Therapiebeginn spezielle Untersuchungen notwendig, um mögliche Risiken der Behandlung im Vorfeld abzuklären. Eine Behandlung darf insbesondere nicht begonnen werden, wenn eine ernste Infektion vorliegt. Da speziell unter TNF-

„Als ich noch mein Rheuma hatte"

Ich war damals ein junger Student in Ausbildung zum Pianisten und Dirigenten, als ich an Psoriasisarthritis erkrankte. Ich hatte keine Hautveränderungen, nur leichte Veränderungen an den Fingernägeln. Die Psoriasis übersprang quasi die Haut und setzte sich gleich auf meine Gelenke und die Wirbelsäule. Ich konnte plötzlich vor Schulterschmerzen meine Arme nicht mehr heben, hatte starke Kreuzschmerzen, vor allem in der Nacht, und es waren je zwei Finger beider Hände und drei Zehen am linken Fuß wurstförmig geschwollen und schmerzten. Ich musste mich von mehreren Seminaren vorübergehend abmelden, da ich weder Klavier spielen noch dirigieren konnte. Meine Existenz, all meine Träume, standen auf dem Spiel.

Über Freunde wurde ich praktisch ohne große Umwege in eine Rheumaambulanz weitergeleitet. Einer der Freunde hatte Morbus Bechterew, der andere Psoriasis der Haut. Er erzählte mir, dass bei ihm früher die Haut ganz schlimm betroffen war, auch die Fingernägel und dass er sich nicht mehr in Geschäfte und schon gar nicht in Schwimmbäder traute, um den Blicken anderer Menschen auszuweichen. Sein Hautarzt habe dann eine Wundertherapie bei ihm begonnen, mit dem die Haut- und Nagelveränderungen weitgehend verschwunden wären und auch die Gelenkschmerzen, die er vorher gar nicht mit der Psoriasis in Verbindung gebracht hatte. Da meine Finger- und Zehennägel ein klein wenig seinen Anfangsveränderungen ähnelten, riet er mir, eine Rheumaambulanz aufzusuchen, er wüsste auch schon welche.

Dort wurde trotz der fehlenden Hautveränderungen recht rasch die richtige Diagnose gestellt und eine Therapie begonnen. Zu meinem Entsetzen bestand die

Blocker-Therapie eine erhöhte Tuberkuloserate beobachtet wurde, muss auch eine inaktive Form dieser Erkrankung vor Beginn der Behandlung ausgeschlossen bzw. behandelt werden, denn sie könnte unter der Anti-TNF-Therapie aktiviert werden.

Handhabung

Da Biologica aus Eiweißstoffen aufgebaut sind, kann man sie nicht in Tabletten-, Kapsel- oder Trinkform einnehmen – sie würden im Magen-Darm-Trakt zerstört werden. Biologica stehen derzeit nur als Infusion oder in Form von Fertigspritzen

anfangs vor allem aus Cortison; und was hatte ich nicht schon alles Schlechte von diesem Mittel gehört. Die Rheumatologin erklärte mir genau, warum das sein müsste und warum gleichzeitig ein zweites Medikament eingesetzt werde und dass ich nicht die Nerven verlieren sollte, alles würde gut werden. Denn die Chancen auf Besserung, wenn schon nicht Heilung, stünden gut. Ich müsste nur die Begleittherapie wahrnehmen und auf meine Ernährung achten, um nicht weiter zuzunehmen, denn ich war etwas übergewichtig.

Durch das hoch dosierte Cortison war ich bald schmerzfrei, die Finger und Zehen schwollen ab und ich konnte meine Ausbildung fortsetzen. Das erste DMARD brachte leider nicht den gewünschten Erfolg, auch das zweite nicht. Ich war immer noch auf recht hohen Cortisondosen, was inzwischen auch meine Rheumatologin nervös machte. So beschloss sie, mich auf eines der neuen Medikamente, ein Biologicum, umzustellen. Vor fünf Jahren erhielt ich meine erste Infusion. Nach der dritten blieben die Finger auch mit niedrig dosiertem Cortison schlank, schmerzfrei und beweglich, und auch die Schulter- und Kreuzschmerzen blieben aus. Schließlich konnte ich Cortison absetzen.

Ich muss dazu sagen, dass ich unter Cortison nicht nur nicht zugenommen, sondern sogar abgenommen habe. Mit der empfohlenen bewussten Ernährung, die schon durch die begleitende Fischöltherapie notwendig war, und das Mehr an Bewegung nahm ich sogar ab. Nach Absetzen von Cortison brauchte ich es nie wieder. Durch die Infusionen blieb ich symptomfrei, obwohl mit der Zeit die Infusionsintervalle ausgedehnt worden waren.

Vor einem Jahr konnte ich mein Studium erfolgreich beenden und arbeite in einem renommierten Orchester. Nur zu den Infusionsterminen werde ich an die Zeiten erinnert, als ich noch mein Rheuma hatte.

bzw. Auto-Injektoren (Pens) zur Injektion unter die Haut zur Verfügung. Auch durch zu hohe oder zu tiefe Temperaturen verlieren sie an Wirkung oder werden zerstört. Diese Medikamente müssen im Kühlschrank bei 2°–8° C gelagert werden. Die Kühlkette auf dem Weg von der Apotheke nach Hause oder zum Arzt darf nicht unterbrochen werden. Für den Transport braucht man deshalb kleine Kühltaschen mit Kühlakkus. Das gleiche gilt für Reisen (siehe Kapitel Reisen Seite 83ff.).

Infusionen Medikamente, die als Infusion verabreicht werden, haben einen speziellen Filter, der mitgeliefert wird, im Infusionssystem eingebaut ist und wird ärztlich überwacht.

Spritzen, Pens Für die Injektion unter die Haut stehen Spritzen oder Pens zur Verfügung. Diese Injektionen kann sich der Patient selbst verabreichen. Geeignete Injektionsstellen für die Gabe unter die Haut sind zum Beispiel Oberschenkel- oder Bauchhaut. Damit Patienten mit eingeschränkt beweglichen Fingern diese halten und selbst injizieren können, haben diese Fertigspritzen flügelartig verbreiterte Griffe.

Spritzen entsorgen Nach Verwendung der Nadeln werden diese in der Schutzhülle entsorgt, damit sich niemand verletzen kann, und außer Reichweite von Kindern aufbewahrt.

Vergessene Injektionen sollten injiziert werden, sobald man sich daran erinnert. Anschließend soll mit der Injektion des Medikaments, wie vom Arzt verschrieben, fortgefahren werden. Man soll keine doppelte Dosis verwenden, um vergessene Einzeldosen nachzuholen.

Biologica – Kombination mit Methotrexat

Biologica sind in Studien mit Methotrexat kombiniert worden. Es hat sich herausgestellt, dass die Kombination gegenüber mit nur einem der beiden Medikamente Vorteile gebracht hat. Die gewünschte Wirkung gegen die entzündliche rheumatische Erkrankung wird durch die Kombination des Biologicums mit Methotrexat um bis zu 25% gesteigert.

TNF-alpha-Blocker

TNF-alpha-Blocker sind biotechnologisch hergestellte Antikörper gegen den entzündungsfördernden Botenstoff TNF-alpha. Durch die Bindung von künstlichen Antikörpern an TNF-alpha wird dessen Signalweitergabe gehemmt und so sehr wirkungsvoll ein Schlüsselbereich der Entzündung blockiert.

- Es stehen mittlerweile mehrere TNF-Blocker für die Therapie zur Verfügung, wie zum Beispiel Etanercept, Infliximab, Adalimumab, Golimumab und Certolizumab Pegol.

TNF-alpha-Blocker stellen neben den bisher etablierten Therapien eine wesentliche Bereicherung der Behandlungsmöglichkeiten dar. Sie führen relativ rasch zu einer Besserung der Krankheitssymptome, verzögern den Krankheitsfortschritt und verbessern die Lebensqualität der Patienten deutlich. Dies trifft vor allem für jene Patienten zu, die auf konventionelle DMARDs bislang nicht ausreichend angesprochen haben. Für viele ist erstmals seit Jahren wieder ein normaler Alltag möglich. Fahrradfahren, Garten- oder auch Computerarbeiten können wieder ausgeübt werden. Sie lernen wieder, was Schmerzfreiheit heißt, am Morgen ausgeruht aufzuwachen und Lebensqualität zurückzugewinnen.

Die Diagnose „Morbus Bechterew“ wurde bei mir vor rund acht Jahren gestellt. Bei der Untersuchung im Spital wurde ich immer wieder nach den bisher verwendeten Schmerzmitteln gefragt. Man hätte mich eher fragen sollen, welche ich noch nicht versucht hatte. Im letzten Jahr hatte ich wegen der Schmerzen, die mich vor allem in der Nacht kaum schlafen ließen, fast den Mut verloren. Bis ich von meinem Hausarzt von einem neuen Rheumazentrum in meiner Nähe erfuhr und er mich dort hin überwies. Das war vor vier Jahren. Nach der ersten Therapie merkte ich, wie meine Schmerzen langsam nachließen. Nach der zweiten waren sie weg. Noch glaubte ich nicht an das Wunder, wartete jeden Augenblick auf die nächste Schmerzattacke, sie kam ja immer. Aber diesmal nicht.

Dann beschloss ich den Belastungstest zu wagen: Berggehen. Das hatte ich das letzte Mal vor 20 Jahren gemacht. Ich suchte mir einen Berg aus und begann ihn zu erklimmen. „Vielleicht kommst du bis zur Hälfte“ dachte ich, „umdrehen kannst du ja immer noch“. Dort angekommen ging es mir immer noch gut, so beschloss ich weiterzugehen. Noch ein Stück und noch ein Stück und noch ein Stück. Bis ich schließlich am Gipfel angekommen war. Ich setzte mich hin und ließ meinen Tränen freien Lauf.

Die Herstellung dieser TNF-Blocker ist sehr aufwendig und kompliziert und dauert mehrere Wochen.

TNF-alpha-Blocker wirken relativ rasch, meist wesentlich rascher als die klassischen DMARDs. Sie hemmen die Entzündungsprozesse wesentlich gezielter. Sie unterscheiden sich ein wenig in Wirksamkeit, Verträglichkeit und Wirkdauer und darin, ob man sie als Infusion in die Vene oder als Injektion unter die Haut verabreichen kann.

Infliximab

Infliximab ist ein biotechnologisch hergestellter Antikörper gegen TNF-alpha. Er bindet sich an TNF-alpha und baut es ab, bevor es seine entzündungsfördernde Wirkung entfalten kann.

Präparate Infliximab-Pulver steht in Trockenstech-Ampullen zur Verfügung, die zu Infusionen aufbereitet werden.

Dosierung Dosierung und Infusionsintervalle von Infliximab richten sich nach der Art der rheumatischen Erkrankung und der Schwere der Verlaufsform. Wichtig ist, den Filter einzubauen, bevor die Infusion in die Vene verabreicht wird! Die Infusion wird über einen Zeitraum von zwei Stunden gegeben.

Einsatzgebiete Rheumatoide Arthritis, Psoriasis, Psoriasisarthritis, Spondylarthritis (Morbus Bechterew), chronisch-entzündliche Darmerkrankungen (Morbus Crohn, Colitis ulcerosa), Uveitis (z.B. Regenbogenhaut-Entzündung).

Wirkungseintritt Manche Patienten merken eine Besserung der Beschwerden und Krankheitszeichen schon nach wenigen Tagen. Meist tritt eine Verbesserung innerhalb von 12 bis 14 Wochen ein.

Etanercept

Etanercept ist ein biotechnologisch hergestellter Antikörper, der den TNF-Rezeptor nachahmt.

Präparat Etanercept steht als Fertigspritze oder als Pen zur Verfügung, die/den sich der Patient selbst verabreichen kann.

Dosierung Bei erwachsenen Patienten erfolgt die Behandlung zweimal wöchentlich als Injektion unter die Haut.

Wirkungseintritt Wirkbeginn ist nach etwa zwei Wochen, weitere Verbesserungen sind bis zum dritten Behandlungsmonat möglich.

Einsatzgebiete wie Infliximab – außer chronisch-entzündlichen Darmerkrankungen (Morbus Crohn, Colitis ulcerosa) und Uveitis, bei denen Etanercept **nicht** wirkt.

Adalimumab

Adalimumab ist ein biotechnologisch hergestellter Antikörper gegen TNF-alpha.

Präparate Adalimumab steht als Fertigspritze oder als Pen zur Verfügung, die/den sich der Patient selbst unter die Haut verabreichen kann.

Einsatzgebiete Rheumatoide Arthritis, Psoriasis, Psoriasisarthritis, Spondylarthritis (Morbus Bechterew), chronisch-entzündliche Darmerkrankungen (Morbus Crohn, Colitis ulcerosa), Uveitis (z.B. Regenbogenhaut-Entzündung).

Wirkungseintritt Ein Viertel der Patienten berichten über eine deutliche Verbesserung ihrer Symptome schon unmittelbar nach der ersten Injektion. Bei der Mehrzahl der Patienten liegt der Wirkungseintritt in einem Zeitraum von zwei bis vier Wochen nach Therapiebeginn.

Golimumab

Golimumab ist ein biotechnologisch hergestellter Antikörper gegen TNF-alpha.

Präparate Golimumab steht als Fertigspritze oder als Pen zur Verfügung, die/den sich der Patient selbst unter die Haut verabreichen kann.

Dosierung Einmal pro Monat am selben Datumstag.

Wirkungseintritt Die Wirkung von Golimumab tritt nach drei bis vier Monaten ein.

Einsatzgebiete dzt. Rheumatoide Arthritis, Psoriasisarthritis, Spondylarthritis.

Certolizumab Pegol

Certolizumab Pegol ist ein biotechnologisch hergestellter Antikörper(teil) gegen TNF-alpha.

Präparate Certolizumab Pegol steht als Fertigspritze zur Verfügung, die sich der Patient selbst unter die Haut verabreichen kann.

Dosierung Am Anfang dreimal im Abstand von zwei Wochen, gefolgt von einer Erhaltungsdosis alle zwei Wochen.

Wirkungseintritt Die Wirkung von Certolizumab Pegol tritt nach drei bis vier Monaten ein.

Einsatzgebiete dzt. Rheumatoide Arthritis. USA, Schweiz: Rheumatoide Arthritis und Morbus Crohn.

Interleukin-1-Blocker

Anakinra ist der bislang einzige biotechnologisch hergestellte Antikörper gegen Interleukin-1 (IL-1). Durch die Blockierung von IL-1 wird die Entzündung gebremst.

Dosierung Anakinra wird als Fertigspritze einmal täglich unter die Haut injiziert. Nach entsprechender Einschulung kann sich diese der Patient selbst verabreichen.

Wirkungseintritt Die Wirkung von Anakinra tritt nach drei bis vier Monaten ein.

Einsatzgebiete Rheumatoide Arthritis.

Interleukin-6-Blocker

Tocilizumab ist der bislang einzige biotechnologisch hergestellte Antikörper gegen Interleukin-6 (IL-6). Durch die Blockierung von IL-6 wird die entzündungsfördernde Signalübertragung von IL-6 gehemmt.

Dosierung Tocilizumab wird als Infusion in die Vene gegeben. Die empfohlene Dosierung richtet sich nach dem Körpergewicht. Eine Infusion dauert eine Stunde und erfolgt einmal alle vier Wochen unter ärztlicher Überwachung.

Wirkungseintritt Ähnlich den TNF-Blockern tritt der Effekt auf Entzündungsreaktionen und damit auch die klinischen Zeichen der rheumatoiden Arthritis wie Schmerzen und Schwellungen rasch, innerhalb der ersten vier bis acht Wochen der Therapie, ein. Bei einem Drittel der Studien-Patienten haben nach etwa sechs Monaten die Krankheitssymptome sogar fast vollständig nachgelassen.

Einsatzgebiete dzt. Rheumatoide Arthritis.

Weitere viel versprechende Einsatzgebiete sind in der Testphase: Morbus Still des Erwachsenen, Riesenzellarteriitis (Morbus Horton, Polymyalgia rheumatica, Takayasu-Arteriitis).

B-Zellen-Hemmer

Das lymphatische System ist Teil des Immunsystems. Zu ihm gehören sogenannte B-Zellen und T-Zellen. B-Zellen sind innerhalb dieses Systems vor allem für die Produktion von Antikörpern verantwortlich. Bei Störungen des Immunsystems kann es zur Bildung von Auto-Antikörpern kommen, die sich aus einem bislang unbekannten Grund gegen körpereigene Zellen wenden und zum Krankheitsbild einer Autoimmunerkrankung führen. Außerdem sind B-Zellen in der Lage, selbst Botenstoffe zu produzieren, die bei der Entstehung und Aufrechterhaltung einer rheumatischen Entzündung eine wichtige Rolle spielen und für die fortschreitende entzündliche Gelenkzerstörung verantwortlich sind.

Rituximab

Rituximab ist ein biotechnologisch hergestellter Antikörper gegen B-Zellen. Er schaltet gezielt eine spezielle Untergruppe der weißen Blutkörperchen aus, andere weiße Blutkörperchen bleiben unangetastet, und die vom Körper gelernte, schützende Immunabwehr bleibt erhalten. Die Elimination von CD20 positive B-Zellen führt zu einem Rückgang der Entzündungsreaktionen bei rheumatoider Arthritis und Kollagenosen.

Einsatzgebiet Rituximab wird bei der Behandlung von schweren Verläufen einer rheumatoiden Arthritis und von Kollagenosen (Systemischem Lupus erythematodes, Sjögren-Syndrom) eingesetzt.

Dosierung Rituximab als Infusion erfolgt in der Woche 0 und 2. Die nächste Gabe mit wieder zwei Infusionen im Abstand von zwei Wochen erfolgt nach etwa sechs bis 12 Monaten. Eine Infusion dauert rund vier Stunden und erfolgt unter ärztlicher Aufsicht.

Wirkungseintritt In den meisten Fällen zeigt sich bereits in den nachfolgenden zwei Wochen bis drei Monate eine deutliche Symptomverbesserung. Die maximale Wirkung wird häufig erst nach drei bis sechs Monaten erreicht. Der Therapieerfolg kann bis zu einem Jahr anhalten.

Einsatzgebiete Rheumatoide Arthritis, spezielle Formen von Blutgefäßentzündungen, schwere Verläufe von Kollagenosen (Systemischem Lupus erythematodes mit Nierenbeteiligung, primäres Sjögren-Syndrom).

T-Zellen-Hemmer

Bei der rheumatoiden Arthritis spielen T-Lymphozyten eine entscheidende Rolle bei der Ingangsetzung und der Aufrechterhaltung der krankhaften Immunantwort, die im weiteren Verlauf zu Entzündung und Gewebezerstörung führt. Zur vollständigen Aktivierung der T-Zellen ist neben der Kommunikation mit den B-Zellen und der Erkennung von „fremd" bzw. „Eindringling" noch ein zweites Signal notwendig. Fehlt dieses zweite Signal, wird der Entzündungsablauf gehemmt.

Abatacept

Abatacept ist ein biotechnologisch hergestellter Antikörper gegen T-Zellen. Es schaltet gezielt eine spezielle Untergruppe der weißen Blutkörperchen aus und dämpft dadurch die Daueraktivierung des Immunsystems und die Produktion von entzündungsfördernden Botenstoffen, was zu einem Rückgang der Entzündungen bei der rheumatoiden Arthritis an den Gelenken führt. Langfristig bessern sich auch die Schlafstörungen und die chronische Müdigkeit.

Dosierung Abatacept wird als Infusion unter ärztlicher Überwachung verabreicht. Eine Infusion dauert 30 Minuten. Die Dosis richtet sich nach dem Körpergewicht. Nach der ersten Anwendung wird die Gabe in der Regel nach zwei und vier Wochen wiederholt, anschließend alle vier Wochen.

Wirkungseintritt In den meisten Fällen tritt eine spürbare Wirkung bereits nach der ersten oder zweiten Infusion ein, jedenfalls innerhalb von ein bis drei Monaten. Im Allgemeinen nimmt der Effekt mit zunehmender Therapiedauer zu und erreicht nach sechs bis acht Monaten sein Maximum.

Einsatzgebiete dzt. Rheumatoide Arthritis.

Weitere viel versprechende Einsatzgebiete sind in der Testphase für Psoriasis und Psoriasisarthritis.

Biologica – unerwünschte Wirkungen

Cortison, DMARDs und insbesondere Biologica sind hochwirksame Medikamente, die auch das Risiko unerwünschter Wirkungen beinhalten. Nicht zuletzt deshalb gibt es für die Therapie rheumatischer Erkrankungen die Empfehlung, dass diese Präparate nur durch erfahrene Ärzte, in der Regel internistische Rheumatologen, eingesetzt werden sollten.

TNF-alpha und andere Botenstoffe spielen nicht nur bei Entzündungsvorgängen eine Rolle, sondern auch bei anderen Abwehrreaktionen des körpereigenen Immunsystems. Darum wird die Immunabwehr des Körpers während einer Behandlung mit einem Biologicum geschwächt. Das bewirkt eine erhöhte Infektanfälligkeit, egal, ob es sich bei der Behandlung um ein DMARD, ein Biologicum oder um Cortison handelt. Insbesondere während der Therapie mit einem Biologicum können die Zeichen eines Infektes verschleiert und schwer erkennbar sein, sodass bei Anzeichen von Infekten die Patienten umgehenden Kontakt mit ihrem Arzt aufnehmen sollten. Darum sind Sicherheitsuntersuchungen vor Therapiebeginn etabliert worden, um schon im Vorfeld eventuell gefährdete Patienten herauszufiltern und von der Behandlung auszuschließen. Biologica helfen, andere Medikamente wie Cortison und NSAR zu vermeiden – und damit deren Nebenwirkungen. Durch Einhaltung der Sicherheitskontrollen können Nebenwirkungen von Biololgica rasch erkannt und behandelt werden.

Infektanfälligkeit Die Rheumaerkrankung selbst verursacht durch das gestörte Immunsystem eine erhöhte Infektanfälligkeit. Viele Rheumapatienten beobachten, dass sich das unter Therapie mit den Spezialmedikamenten bessert und nicht, wie eigentlich erwartet, verschlechtert, weil sich ihre rheumatische Grunderkrankung bessert. Vor einer Behandlung mit einem Biologicum muss aber ein aktiver Infekt ausgeschlossen werden. Vor Therapiebeginn mit einem TNF-alpha-Antagonisten muss auch eine inaktive Form der Tuberkulose ausgeschlossen werden. Bei Auftreten von Infektionen muss die Therapie unterbrochen werden.

Reaktionen an der Injektionsstelle Eine vorübergehende Rötung an der Einstichstelle kommt häufiger vor und ist als unbedenklich einzustufen.

Allergische Reaktionen Meist treten juckende Hautausschläge auf, manchmal am ganzen Körper. Schwerere Reaktionen sind selten.

Infusionsreaktionen Durch den Einbau des mit dem Medikament mitgelieferten Filters treten solche Reaktionen nur selten auf.

Andere Nebenwirkungen sind selten.

Forschung

In den letzten Jahrzehnten hat die Forschung den Wissensstand über Entzündung, Genetik und immunologische Vorgänge im menschlichen Körper erheblich vergrößert und uns ermöglicht, das komplexe Bild der rheumatoiden Arthritis und anderer chronisch-entzündlicher rheumatischer Erkrankungen besser zu verstehen. Die Ergebnisse haben dazu geführt, dass Menschen mit diesen Erkrankungen in Alltag, Familie und Beruf weit länger aktiv sein können als dies noch vor Jahren möglich war. Es gibt aber auch Hoffnung für morgen, da weiter geforscht wird.

Lokale Behandlungen

Lokale Therapiemaßnahmen ergänzen das Therapiespektrum, indem sie einen gezielten zusätzlichen Effekt ergeben. Sie lindern Schmerzen sofort, und dabei können einzelne Gelenke mit akuter oder chronischer Entzündung behandelt werden. Lokaltherapien umfassen äußere Anwendungen wie Umschläge, Salben und Gele, Packungen, Strom, Ultraschall, Infiltrationen, Injektionen ins Gelenk und die Radiosynoviorthese.

Infiltrationen

Bei schmerzenden Bandansätzen oder Triggerpunkten können Infiltrationen mit Schmerzmitteln zu einer raschen Linderung führen und verspannnungsbedingte Bewegungseinschränkungen beseitigen. Um im Bereich der Wirbelsäule im Bereich von Seitengelenken das Lokalanästhetikum (= örtliches Betäubungsmittel) an genau die gewünschte Stelle bringen zu können, wird das meist mittels Computertomographie durchgeführt.

Injektionen ins Gelenk

Eine Gelenkentzündung darf nicht lange bestehen bleiben, da sich sonst Fehlstellung und ein Bewegungsverlust des Gelenkes ergeben können. Falls nur ein einziges oder wenige Gelenke akut entzündet sind, ist nicht unbedingt eine Cortisontherapie mit Infusionen oder Tabletten erforderlich. Dann können vom Arzt Injektionen ins Gelenk mit einem Lokalanästhetikum und Cortison vorgenommen werden. Dadurch werden die Schmerzen und die Entzündung rasch beseitigt und die Beweglichkeit wieder verbessert. Eine anschließende 24-stündige Ruhephase muss aber eingehalten werden, damit das Medikament im Gelenk verbleibt und dort wirken kann. Nach ein paar Tagen Schonung muss dann mit einer Bewegungstherapie begonnen werden. Nur so kann die Mobilität auf Dauer erhalten werden. Bei chronischer Entzündung mit gewucherter Gelenkinnenhaut ist manchmal eine wiederholte Injektion erforderlich. Falls Cortisongaben ins Gelenk in immer kürzeren Intervallen notwendig werden, kann es notwendig werden, die Gelenkinnenhaut zu entfernen. Dafür stehen zwei Möglichkeiten zur Verfügung: Die sogenannte Radiosynoviorthese und die operative Entfernung (Synovektomie).

Radiosynoviorthese

Die Radiosynoviorthese stellt eine Alternative zur operativen Entfernung der Gelenkinnenhaut dar, wenn zum Beispiel ein Rheumapatient aufgrund von Zusatzkrankheiten nicht operiert werden kann.
Bei der Radiosynoviorthese wird eine radioaktive Substanz zur Behandlung der Gelenkinnenhaut direkt in das Gelenk gespritzt. Ziel ist es, die Gelenkinnenhaut zu veröden, um die wiederkehrenden Gelenkergüsse zu vermeiden und die Schmerzen bei entzündlichen Gelenkerkrankungen zu lindern.
Die radioaktive Substanz hat nur wenige Millimeter Reichweite und ist kurzlebig, sodass behandelte Patienten keine Beeinträchtigung anderer Personen, wie Familienangehörige, befürchten müssen. Die Strahlenbelastung beschränkt sich auf die kranke Gelenkschleimhaut; das angrenzende Gewebe wird nicht geschädigt. Nach der Behandlung muss das behandelte Gelenk 48 Stunden geschont werden.

Operationen

Mit dem frühzeitigen Erkennen der rheumatoiden Arthritis und dem rechtzeitigen Einsatz von krankheitsbeeinflussenden Medikamenten (DMARDs, Biologica) sollten Operationen aufgrund von Gelenkzerstörungen immer seltener notwendig sein. Bei Patienten mit schweren Gelenkschädigungen müssen eventuell chirurgische Eingriffe durchgeführt werden. Das Hauptziel dieser Eingriffe ist es, die Schmerzen zu lindern und die Funktion des betroffenen Gelenks wieder zu verbessern. Eine Operation kommt jedoch nicht für jeden Patienten in Frage, und die Entscheidung sollte erst nach sorgfältiger Überlegung von Patient und Arzt getroffen werden. Sie sollten gemeinsam die Risiken und den Nutzen des chirurgischen Eingriffs abwägen.

Gelenkersatz Dies ist der bei der rheumatoiden Arthritis am häufigsten durchgeführte operative Eingriff. Da künstliche Gelenke nicht dauerhaft funktionsfähig bleiben, müssen sie unter Umständen ausgetauscht werden. Dies kann bei jüngeren Menschen ein wichtiger Gesichtspunkt sein, um eine solche Operation so lange wie möglich hinauszuschieben.

Synovektomie Bei diesem Eingriff wird das entzündete Gewebe der Gelenkinnenhaut entfernt. Dies wird heute mittels Arthroskopie durchgeführt, bei der nicht das ganze Gelenk eröffnet werden muss. Eine Synovektomie allein wird heute nur selten durchgeführt, weil nicht das ganze Gewebe entfernt werden kann und es nachwächst.

Sehnenrekonstruktion Die rheumatoide Arthritis kann die Sehnen – die Gewebe, mit denen die Muskeln am Knochen befestigt sind – schädigen und sogar zu ihrem Zerreißen führen. Bei diesem Eingriff, der meistens an den Händen durchgeführt wird, wird die geschädigte Sehne wiederhergestellt, indem eine intakte Sehne daran befestigt wird.

Fächerübergreifende Therapie

Für die optimale Betreuung der Patienten ist die fachübergreifende Zusammenarbeit von Internisten, Orthopäden, Physiotherapeuten, Hautärzten, Augenärzten etc. wünschenswert.

Physiotherapie, Ergotherapie, Sport

Die Gelenke nicht zu bewegen, sondern ständig in Schonhaltungen zu belassen oder dauernd zu bandagieren, hat genauso nachteilige Folgen auf die Gelenkfunktion wie die Gelenkentzündung selbst. Rheuma braucht Bewegung – die richtige Bewegung! Diese wird in Gesprächen mit Patienten und Therapieteams aus Ärzten und Therapeuten individuell ausgewählt. Mittels regelmäßiger Verlaufskontrollen können Korrekturen vorgenommen werden.

Physiotherapie

Physiotherapie ist eine Behandlungsmethode, die sich an den aus dem Alltag bekannten Behandlungsformen wie Wärme, Kälte und Bewegung orientiert. Die Physiotherapie setzt diese und andere wie z.B. elektrische Reize gezielt ein, um Schmerzen zu reduzieren, Entzündungen zu dämpfen, den Muskeltonus zu beeinflussen, Funktionsdefizite zu beseitigen und Bewegungsabläufe zu optimieren.

Ruhe und Bewegung

Bei schmerzenden Gelenken, Knochen, Muskeln oder Sehnen denken die wenigsten Menschen daran, sich zu bewegen. Doch bei rheumatischen Erkrankungen ist das genau der falsche Weg. **Rheuma braucht Bewegung.** Eine übermäßige Schonung ist ungünstig, da hierdurch ein schnellerer Verlust der Beweglichkeit eintritt. Manchmal verringern sich Schmerzen auch im Verlauf der Aktivität oder Bewegung, sodass die Bewegung sogar zur Schmerzlinderung eingesetzt wird. Während einer aktiven Entzündung sind die Gelenke sehr empfindlich auf Beschädigung; stärkere Belastung der Gelenke sollten vermieden werden. In den aktiven Phasen der Erkrankung ist zwar mehr Ruhe nötig, um die Gelenkentzündung und die Schmerzen zu verringern und der Müdigkeit entgegenzuwirken. Die Länge der Ruhezeiten ist zwar individuell unterschiedlich, kürzere Ruhepausen zwischendurch sind jedoch besser als längere Bettruhe.

Gelenkbehandlung

Bei manchen Menschen hilft das vorübergehende Schienen eines schmerzhaften Gelenks, um die Schmerzen und die Schwellung zu vermindern. Gelenkschienen werden meist an Handgelenken und Händen, aber auch an Knöcheln und Füßen angelegt. Andere Möglichkeiten, die Belastung der Gelenke zu vermindern, sind Hilfsmittel (zum Beispiel Reißverschlusszieher, Schuhlöffel mit langem Griff) und Hilfsgeräte, die das Hinsetzen und Aufstehen aus dem Stuhl, von der Toilette oder aus dem Bett erleichtern. Bewegung ist wichtig, damit die Muskulatur gesund und stark und die Gelenke beweglich und flexibel bleiben. Sobald die aktive Entzündung eingedämmt ist, sollen die Gelenke wieder durchbewegt werden. Gewichtreduktion und Bewegungsprogramme sollten so geplant und durchgeführt werden, dass den körperlichen Fähigkeiten und Grenzen Rechnung getragen wird.

Lagerungen Gezielte Lagerungen sollen zu einer Gelenkentlastung führen. Wichtig ist, Lagerungen stets mit passiven oder unterstützenden Übungen zum Erhalt und zur Ausweitung des Bewegungsumfangs zu kombinieren.

Schmerzlinderung Bestimmte physiotherapeutische Maßnahmen wie Massage-, Thermo- und Elektrotherapie können schmerzlindernd wirken. So profitieren Patienten mit aktuell hoher Entzündungsaktivität eher von Kälteanwendungen, Patienten mit geringerer Entzündungsaktivität und Muskelverspannungen und Bewegungseinschränkungen dagegen von Wärmeanwendungen.

Schmerzbewältigungstechniken Da Schmerzen im Bewegungsapparat häufig Verspannungen zur Folge haben, können verschiedene Entspannungstechniken sinnvoll sein. Bekannte Entspannungsmethoden sind z.B. Autogenes Training und die progressive Muskelentspannung nach Jacobson.

Gelenkmobilisation Die manuelle Mobilisation dient dem Erhalt der Beweglichkeit. Vorsicht während eines entzündlichen Schubs!

Extensionen, Traktionen und Dehnungen Hierbei handelt es sich um passive Bewegungsübungen, die der Gelenkbeweglichkeit dienen.

Gelenkbeweglichkeit Auch aktive Übungen zum Erhalt der Gelenkbeweglichkeit und zur Erweiterung des Bewegungsradius sind außerhalb akuter Schübe unerlässlich.

Apparative Verfahren Unter apparativen Verfahren versteht man Schienen und mechanische Gerätschaften, wie z. B. den Schlingentisch, die der Gelenkbeweglichkeit bzw. der Entlastung der Gelenke dienen.

Muskeltraining Da rheumatische Erkrankungen durch akut-entzündliche Prozesse und Bewegungshemmung häufig einen Rückgang der Muskulatur zur Folge haben, ist ein gezieltes Muskeltraining von hohem Stellenwert. Falls auch in den oberen Gelenken Entzündungsherde aktiv sind, kann eine entsprechende Ausstattung der Gehhilfe mit gelenkschonenden Handgriffen oder Unterarmauflagen notwendig sein.

Gangschulung Die Gelenkentzündung greift auf den Knochen über und macht ihn an den betroffenen Stellen weich wie Butter. Er hält dort stärkerer mechanischer Belastung nicht stand und kann eingedrückt und verformt werden. Besonders bei Gelenkentzündungen der Beine kann eine Gangschulung, mit oder ohne Hilfsmittel, nötig werden.

Wassertherapie

Im Wasser wird das Körpergewicht durch den Auftrieb reduziert, gleichzeitig wird die Muskelspannung heruntergeregelt. Zudem bietet das Wasser auch Widerstand beispielsweise bei speziellen Kräftigungsübungen. Zu beachten ist aber, dass wärmere Temperaturen eher für Verspannungsprobleme bei geringer Entzündungsreaktion geeignet sind. Bei hoher entzündlicher Aktivität können Thermalbäder die Situation deutlich verschlechtern, sodass Warmwassertherapien im Gegensatz zu kalten Anwendungen nicht angezeigt sind.

Kuren – Thermalwasser, Heilstollen, Radonquellen

Die schmerzreduzierende und beweglichkeitsverbessernde Wirkung von Heilquellen und Heilstollen ist schon sehr lange bekannt. Neben den Vorteilen einer Wassertherapie an sich, besitzt das Thermalwasser noch weitere Heilkräfte. Einen besonderen Stellenwert nehmen Kurorte ein, die Thermalquellen mit hohem Radongehalt besitzen. Den höchsten Radongehalt in Österreich hat das Thermalwasser in Bad Gastein.

Radon ist ein radioaktives Edelgas, das beim Zerfall von Radium entsteht. Das Edelgas gelangt über die Atmung und mit dem Blut in alle Teile des Organismus. Die Alphastrahlung löst im Körper Vorgänge aus, die zu einer Minderung von Entzündung und Schmerzen führen. Radon wirkt bei chronisch-rheumatischen Beschwerden, insbesondere bei entzündlichen Wirbelsäulenerkrankungen, schmerzlindernd. Die Wirkung kann wochen- bis monatelang anhalten. Nach der Therapie können viele Patienten für längere Zeit auf Schmerzmittel verzichten. Die kurzzeitige und kontrollierte Inhalation von Radongas in niedriger Dosis ist völlig unbedenklich. Die Strahlenbelastung bewegt sich in den gleichen Größenordnungen wie die natürliche Strahlung, der ein Mensch ständig ausgesetzt ist. Die Patienten bleiben zwei- bis dreimal pro Woche für eine Stunde im Stollen. Bei Radon-Wasserbädern wird die Hautdurchblutung angeregt und dadurch die Radonaufnahme über die Haut stimuliert. Der stärkste Radoneffekt wird im Radon-Thermalstollen (Bad Gastein) erreicht, wo bei Temperaturen zwischen 37° und 42°C und einer hohen Luftfeuchtigkeit sowohl die Atmung als auch die Hautdurchblutung stark stimuliert und Radon besonders effektiv aufgenommen wird. Bei Trinkkuren mit radonhaltigem Wasser nimmt das Blut Radon über die Schleimhaut des Magen-Darm-Trakts auf.

Einsatzgebiete von Radon

- Spondylarthritis (z.B. Morbus Bechterew)
- Degenerative Erkrankungen der Gelenke
- Chronische Polyarthritis mit geringer Aktivität
- Degenerative Erkrankungen der Wirbelsäule
- Chronische Gicht
- Weichteilrheumatismus
- Chronisches Schmerzsyndrom

Ergotherapie

Die Ergotherapie hat vor allem das Ziel, dem erkrankten Menschen die größtmögliche Selbständigkeit und Handlungsfreiheit im Alltag zu ermöglichen. Mit Hilfe der Ergotherapie wird versucht, die aktive Behandlung gestörter Funktionen in Beschäftigungen einzubauen, die den alltäglichen Aktivitäten des Betroffenen möglichst ähnlich sind.
Für die ergotherapeutische Behandlung von Patienten mit rheumatischen Erkrankungen sind folgende Aspekte besonders wichtig:

Gelenkschutz Der Patient wird über gelenkschonende Verhaltensweisen aufgeklärt, und diese werden eingeübt. Ziel ist es, Gelenkverformungen vorzubeugen und weiteren Fehlstellungen entgegenzuwirken.

Selbsthilfetraining Ziel des Selbsthilfetrainings ist es, trotz bestehender Einschränkungen ein möglichst hohes Maß an Selbständigkeit und Lebensqualität zu ermöglichen.

Anpassung der häuslichen und beruflichen Umgebung Die Anpassung der häuslichen bzw. der Arbeitsplatzumgebung sollte nach Prinzipien des Gelenkschutzes und der Ergonomie erfolgen. Eine solche Anpassung kann von der Einstellung der Sitz- und Arbeitsplatzhöhe über die Beachtung des Greifraums, der Verwendung ergonomischer Arbeitsgeräte bis hin zu besonderen Umbauten (z.B. schwellenfreie Duschwannen, Einbau von Handgriffen und Geländern etc.) reichen.

Schienen- und Hilfsmittelversorgung Die Herstellung von Schienen und deren individuelle Anpassung sind ein weiterer wichtiger Bestandteil der Ergotherapie in der Rheumatologie:

- für eine passive Stützung und Schonung entzündeter und instabiler Gelenke,
- zur Vermeidung von Gelenkfehlbewegungen und -stellungen,
- zum Erhalt bestimmter Funktionen.

Hilfsmittel, die von den Krankenversicherungen übernommen werden, sind im Hilfsmittelverzeichnis der Versicherungen gelistet. Die Übernahme eines Hilfsmittels setzt die Verordnung desselben durch einen Vertragsarzt und die Genehmigung durch die Krankenkasse voraus. Der Therapeut ist grundsätzlich an eine Verordnung durch einen Vertragsarzt gebunden.

Therapeutische Knetübungen Das Beüben von Muskeln und Gelenken der oberen Extremität, speziell der Hand, mittels therapeutischer Knetübungen soll der Verbesserung und Erhaltung der Beweglichkeit, Muskelkraft und des Bewegungsausmaßes dienen.

Motorisch-funktionelle Behandlung Motorisch-funktionelle Behandlungen dienen dem Erhalt und der Verbesserung der Muskelkraft, der Geschicklichkeit und der Beweglichkeit unter der Prämisse des Gelenkschutzes. Hierbei wird unter anderem mit Materialien wie Ton, Peddigrohr, mit funktionellen Spielen u.a. gearbeitet.

Sport

Sport und gymnastische Übungen werden mit Arzt und Physiotherapeuten abgestimmt. Vor den Übungen sollten die Muskeln des gesamten Körpers aufgewärmt, nach dem Sport entspannt und beruhigt werden. Ausreichende Pausen zwischen den Übungen sind notwendig. Häufigere und kurze Übungen erzielen positivere Ergebnisse als seltene, aber lang dauernde Übungen. Patienten mit rheumatoider Arthritis fühlen sich direkt nach dem Aufstehen steif. Sport und Gymnastik können gegen diese Steifheit helfen. Vorsicht ist bei akuten Schüben der Krankheit geboten. Zu empfehlen sind Sportarten, die die Gelenke in Bewegung halten, sie aber nicht belasten. Fahren Sie zum Beispiel Rad oder schwimmen Sie; vermeiden sollten Sie dagegen sogenannte Stop-and-go-Sportarten, zum Beispiel Tennis, Squash und Skifahren. Eine Sport- oder Bewegungsempfehlung, die medizinisch optimal wäre, aber aus individuellen Gründen letztlich nur widerwillig oder gar nicht durchgeführt wird, kann schlechter als eine vielleicht weniger geeignete Aktivität sein, die aber mit Freude und häufiger praktiziert wird. Sportarten, die vorhandene Beschwerden verschlechtern oder eine hohe Verletzungsgefahr beinhalten, sollten gemieden werden.
Wichtig ist es, im Alltag auf möglichst viele Bewegungshilfen wie Fahrstühle u.ä. zu verzichten. Alle Gelenke sollten täglich – zumindest im schmerzfreien Bereich – im vollen Ausmaß bewegt werden. Dies geschieht am besten mit einer gewissen Routine zu festen Zeiten oder in Verbindung mit anderen regelmäßigen Tätigkeiten. Hierbei sollte jeder Patient die Übungen und Bewegungen herausfiltern, die ihm erfahrungsgemäß am besten helfen.

Was gibt es sonst zu beachten?

Geplante Operationen – Medikamente

Da Rheumapatienten unter Dauermedikation stehen, die auf die Operation einen Einfluss haben könnten, müssen bei diesen Patienten spezielle Vorbereitungen oder Sicherheitsvorkehrungen getroffen werden. Vor geplanten Operationen sollten Rheumapatienten unbedingt ihren behandelnden Rheumatologen informieren, damit er mit dem Chirurgen Kontakt aufnehmen und mit diesem das Management vor, während und nach der Operation besprechen und festlegen kann. Bei Operationen versucht man, möglichen Komplikationen vorzubeugen:

1. Blutungen,
2. Infektionen und
3. Wundheilung.

Das Augenmerk richtet sich auf solche Medikamente, die diese drei Faktoren beeinflussen könnten. Bei verschiedenen Medikamentengruppen wird in der Regel die Medikation gestoppt oder die Dosierung angepasst. Es sind dies vor allem Medikamente, welche den Stoffwechsel, die Elektrolyte und die Blutgerinnung beeinflussen oder mit Arzneimitteln, die während oder nach der Operation eingesetzt werden, interagieren können. Um das Operationsrisiko möglichst niedrig zu halten, werden bereits im Vorfeld Risikofaktoren herausgefiltert. Manche Medikamente müssen rechtzeitig abgesetzt werden, da sie z. B. das Blutungsrisiko oder die Infektionsgefahr erhöhen. Wo es geht, werden Medikamente pausiert oder durch andere mit niedrigerem Risiko ausgetauscht. Bei Medikamenten muss beachtet werden, dass ihr Absetzen einen Schub der Grundkrankheit auslösen kann, was mit einem erhöhten Operationsrisiko einhergehen könnte. Medikamente wie Cortison bei Langzeittherapie sollten keinesfalls abgesetzt werden, weil sich dadurch der postoperative Verlauf verschlechtern könnte. Es muss also für jeden Patienten die individuelle Nutzen-Risiko-Abwägung erfolgen.

Impfungen

Cortison, DMARDs oder Biologica, oder eine schwere Rheumaerkrankung selbst, schwächen das Immunsystem, sodass sich Infekte im Körper leichter ausbreiten können. Das Immunsystem von Rheumapatienten braucht daher bei Infekten Unterstützung: Gegen Bakterien durch Antibiotika und Impfungen, gegen Viren durch Impfungen und Virustatika. Durch aktive Impfungen stehen bereits schützende Antikörper als Waffen gegen die unerwünschten Eindringlinge zur Verfügung. Impfungen sind für Patienten mit entzündlichen rheumatischen Erkrankungen besonders wichtig. Auch wenn es im Impfplan des Obersten Sanitätsrates bislang keine offiziellen spezifischen Empfehlungen für Patienten mit chronisch-entzündlichen rheumatischen Erkrankungen gibt. Neben Impfungen gegen Viren sind auch Impfungen gegen spezielle gefährliche Bakterien sinnvoll.

Alle Impfungen sind aber mit dem behandelnden Arzt zu besprechen, denn Rheumapatienten unter Immunsuppression dürfen nicht alle Impfungen erhalten. Erlaubt sind nur solche mit Totimpfstoffen. Lebendimpfstoffe sind bei immunsupprimierten Patienten vorerst abzulehnen.

Lebendimpfstoffe	Totimpfstoffe
Masern, Mumps, Röteln, Varizellen, Polio oral, Gelbfieber, Salmonellen oral, Tuberkulose	Diphtherie, Tetanus, Haemophilus influenzae, Pertussis, Meningokokken, Typhus Totimpfstoff, Influenza, Polio, Hepatitis A und B, FSME

Für die Befürchtung, dass es durch eine Impfung zur Aktivierung von entzündlich-rheumatischen Erkrankungen kommt oder diese Patienten besonders anfällig sind für unerwünschte Wirkungen auf die Impfung (etwa bei Patienten mit rheumatoider Arthritis oder systemischem Lupus erythematosus), gibt es derzeit in der Literatur keinen ausreichenden Anhaltspunkt. Was das Ansprechen auf die Impfung betrifft (Impfantwort), variiert die Impfantwort unter immunsuppressiver Therapie je nach Krankheitsstärke und verwendetem Medikament.

Bei Cortison in hohen Dosierungen sollte nicht mit Lebendimpfstoffen geimpft werden. Bei Cortison in niedrigen Dosierungen gibt es keine Einschränkungen.

Welche Impfungen sollten Rheumatiker durchführen?

Alle empfohlenen Standardimpfungen mit Totimpfstoffen sind auch für Rheumatiker gut und sinnvoll: **Polio, Tetanus** (Wundstarrkrampf), **Diphtherie.**
Mit Beginn der kalten Jahreszeit steigt das Risiko, an Infekten der oberen Atemwege oder der Lunge zu erkranken. Die Impfungen gegen **Pneumokokken** und **Grippe** werden ebenfalls mit Totimpfstoffen durchgeführt.

Reiseimpfungen sind besonders für Patienten mit entzündlichen rheumatischen Erkrankungen wichtig. Eine reisemedizinische Beratung ist daher sinnvoll. Bevor die Fahrt in den Urlaub angetreten wird, sollte man sich über mögliche Infektionsgefahren im Urlaubsland informieren. Überprüft werden sollte auch, ob der Impfschutz für Tetanus, Diphtherie und Kinderlähmung (Polio) eventuell aufgefrischt werden muss, und man sollte sich darüber informieren, welche Impfungen empfohlen und vorgeschrieben werden.

FSME In „Zeckengebieten" ist das Risiko für die Erkrankung an einer durch Zecken übertragenen Gehirnhautentzündung (FSME) erhöht. Daher sollten sich Patienten einer FSME-Impfung („Zeckenschutzimpfung") unterziehen.

Malaria-Prophylaxe Welche Malaria-Prophylaxe die richtige ist, sollten Sie gemeinsam mit Ihrem Arzt entscheiden. Dabei müssen Reiseziel, Jahreszeit, Art der Reise und Reisedauer berücksichtigt werden. Wenn während des Aufenthalts in einer Malariaregion oder bis zu mehrere Monate nach der Rückkehr Fieber auftritt, sollte sofort ein Arzt aufgesucht und eine Malariaerkrankung schnellstmöglich ausgeschlossen werden. Übertragen wird Malaria von der Anophelesmücke. Gut schützen Moskitonetze, lange Kleidung – besonders in den Abendstunden – und mückenabweisende Mittel.

Hepatitis A Da es sich um einen Totimpfstoff handelt, ist eine Impfung unproblematisch. Diese infektiöse Gelbsucht wird durch Viren ausgelöst. Man nimmt sie mit verunreinigtem Trinkwasser auf oder mit rohen Speisen wie Salat und Obst, die mit diesem Wasser gewaschen werden.

Typhus Die Impfung erfolgt mit einem Totimpfstoff. Die Erreger von Typhus sind Salmonellen. Diese Bakterien werden wie Hepatitis-A-Viren mit verunreinigtem Trinkwasser aufgenommen oder mit rohen Speisen wie Salat und Obst, die mit diesem Wasser gewaschen werden.

Gelbfieber Diese Impfung ist nur mit einem Lebendimpfstoff möglich. Da dieser bereits bei Gesunden häufig zu schweren Nebenwirkungen führt, sollten Rheumatiker darauf verzichten. Dies bedeutet damit auch, dass von einer Reise in ein Land, in dem diese Impfung vorgeschrieben ist, abgeraten wird.

Vorsicht vor Infekten!

Viele Rheumatiker haben aufgrund ihrer Medikamente ein erhöhtes Infektionsrisiko. Daher sollten vorbeugende Maßnahmen getroffen werden:

- Grundregel für Reisen: „Boil it, cook it, peel it or forget it!" – „Koche es, brate es, schäle es oder vergiss es!"
  - Trinken Sie kein Leitungswasser! Keine Eiswürfel!
  - Nur abgekochtes Wasser verwenden.
  - Rohe Speisen vermeiden.
- Vollklimatisierte Hotelzimmer sind oft zu kühl. Bronchitis, Husten und Schnupfen sind die Folgen.
- Meiden Sie Regionen mit hohem Infektionsrisiko.

Betreuung und Kontrollen

Medikamentöse Therapien sind unumgänglich – aber bei allem, was man „sehenden Auges", also unter kontrollierten Bedingungen, durchführt, ist das Risiko stark vermindert.

Die derzeit bekannten Therapien mit DMARDs und mit der neuen Klasse der Biologica sind hochwirksam und können eine entzündliche rheumatische Erkrankung sogar stoppen. Um ein zufriedenstellendes Ergebnis zu erreichen, sind allerdings eine ständige standardisierte ärztliche Kontrolle und das Risikobewusstsein von Seiten des Patienten notwendig. Denn die meisten entzündlichen rheumatischen Erkrankungen sind nach wie vor nicht heilbar, sondern nur unterdrückbar, und alle Behandlungen werden als Langzeittherapie durchgeführt.

Kontrollen

Laborkontrollen sind wichtig, um unerwünschte Wirkungen von Medikamenten schneller zu erkennen und in Schranken zu halten, die sich für den Patienten auch unbemerkt entwickeln können. Die meisten Routinekontrollen wie Blut- und Harnuntersuchungen und Röntgenkontrollen kann der Hausarzt übernehmen. Rheuma-fachärztliche Kontrollen werden in der Einstellungsphase häufiger und anschließend in größeren Abständen durchgeführt. Je nach Ergebnis wird dann im Gespräch mit dem Patienten entschieden, ob die aktuelle Rheumatherapie beibehalten wird oder geändert werden muss. Die Kontrolluntersuchungen umfassen eine Befragung, körperliche Untersuchung, Laboruntersuchung und gegebenenfalls weitere Untersuchungen. Neben der Krankheitsaktivität werden die Funktionsfähigkeit der Gelenke bzw. der Wirbelsäule und das Befinden der Patienten geprüft. Die Kontrollabstände sind zu Beginn engmaschiger (nach ein, zwei und vier Wochen, dann im ersten halben Jahr alle vier Wochen), um unerwünschte Wirkungen der Medikamente rechtzeitig zu erkennen. Bei unauffälligen Befunden werden die Kontrollabstände dann auf alle zwei bis drei Monate ausgedehnt. Zur Dokumentation von Schäden sollte bei den entzündlichen Gelenkerkrankungen in regelmäßigen Abständen (zu Beginn jährlich) eine konventionelle Röntgenuntersuchung der betroffenen Gelenke, zumeist der Hände und Vorfüße, durchgeführt werden.

Verlaufs-Dokumentation

In den letzten zwei Jahrzehnten sind international anerkannte, standardisierte Fragebögen zur rheumafachärztlichen Beurteilung entwickelt worden. Patienten beantworten z. B. Fragen nach Schmerzen, Morgensteifigkeit der Gelenke, Befinden und Beeinträchtigung im täglichen Leben, und Ärzte geben Daten der körperlichen Untersuchung und aus dem Labor ein. Auf diese Weise kann das komplexe Krankheitsbild z. B. der rheumatoiden Arthritis in etwa widergespiegelt werden. Mit der Zeit ergeben sich Verlaufslinien, die computerisiert mit Vorergebnissen des Patienten selbst oder mit anderen Patienten verglichen werden können. In Zukunft können sich die Interneterfahrenen Patienten dabei noch besser einbringen. Eine standardisierte Verlaufs-Dokumentation trägt Früchte auch für die Volkswirtschaft. Mit ihrer Hilfe können passende Therapien viel rascher gefunden werden. Zudem hat man auf diese Weise bereits nachweisen können, dass sich teure Medikamente wie die „Biologica" nicht nur für den Einzelnen, sondern auch volkswirtschaftlich rechnen, und Rheumapatienten daher Ihre Therapie erhalten können.

Körper, Geist und Seele

Untersuchungen haben gezeigt, dass Menschen mit rheumatoider Arthritis, die durch Schulungen und Selbsthilfegruppen gut informiert sind und so aktiv an ihrer eigenen Behandlung mitarbeiten, weniger Schmerzen haben und seltener den Arzt aufsuchen. Betroffene lernen, ihre Erkrankung zu verstehen und diese körperlich, seelisch und geistig zu bewältigen. Schmerzen werden gelindert, und die Patienten haben wieder mehr Vertrauen in ihre eigene Leistungsfähigkeit, gewinnen mehr Kontrolle über ihre Erkrankung und führen ein ausgefülltes, aktives und selbständiges Leben.

Ernährung bei Rheuma

Wenn wir über Ernährung bei rheumatischen Erkrankungen reden, müssen wir uns darüber im Klaren sein, dass es, so wie es verschiedene Formen von rheumatischen Erkrankungen gibt, es auch verschiedene „Rheumadiäten" gibt. Prinzipiell gibt es Ernährungs- und Diätempfehlungen für Gicht, Osteoporose und chronisch-entzündliche rheumatische Erkrankungen. Da wir uns in diesem Buch hauptsächlich den chronisch-entzündlichen rheumatischen Erkrankungen widmen, werden wir auch ernährungsmäßig hauptsächlich auf diese Gruppe eingehen.
Nachdem das Osteoporose-Risiko bei den chronisch-entzündlichen rheumatischen Erkrankungen sehr hoch ist, wollen wir in diesem Kapitel zunächst auf Ernährungsempfehlungen bei Osteoporose eingehen und uns dann der „Rheumadiät" widmen. Ganz am Anfang möchten wir auf ein paar **allgemein gültige goldene Regeln** der Lebensstil-Modifikation verweisen, die jede Ernährungsform begleiten sollen.

1. **Vermeiden Sie Übergewicht** Übergewicht kann jede Form der rheumatischen Erkrankungen sehr negativ beeinflussen. Es ist uns klar, dass eine Gewichtsreduktion leichter gesagt als getan ist. Regeln zu einer Gewichtsreduktion bilden mittlerweile eine eigene Wissenschaft. Auf diese im Detail einzugehen, würde den Rahmen dieses Buches sprengen. Dennoch, für alle, die mit dieser heimtückischen Erkrankung zu kämpfen haben, verweisen wir auf unser Buch **„Mein Körper in Balance"** (erschienen im Verlagshaus der Ärzte). Nähere Informationen dazu finden Sie unter *www.die7stufen.com*.
2. **Rauchen einstellen** Obwohl die gesundheitlichen Folgen des Rauchens in Bezug auf Herz-Kreislauf-Erkrankungen sowie Lungenkrebs bekannt sind, ist sehr wenig darüber bekannt, dass Rauchen auch den Abbau von Knochen fördert sowie den Verlauf der chronisch-entzündlichen Erkrankung selbst negativ beeinflussen kann. Daher gilt auch in Zusammenhang mit Rheuma die alte Devise: „ohne Rauch geht's auch".
3. **So wenig wie möglich Alkohol konsumieren** Medizinische Studien zeigen, dass ein überdurchschnittlicher Alkoholkonsum einen sehr negativen Einfluss auf den Knochenbau in unserem Körper hat.
4. **Adäquate Bewegung** Dazu verweisen wir auf das Kapitel „Bewegung" in diesem Buch (Seite 81).

Osteoporose und Ernährung

Die drei Bausteine der Ernährung, die einer Osteoporose vorbeugen sollen, sind Magnesium, Kalzium und Vitamin D. Dieses Triumvirat hat aber darüber hinaus weitere positive Effekte auf unsere Gesundheit. Auf den folgenden Seiten wollen wir uns diesen drei Naturelementen widmen.

Kalzium und Vitamin D – die „Baumeister" im Körper

Kalzium und Vitamin D stehen in enger Wechselwirkung in unserem Körper. Vitamin D wird vom Körper selbst in der Haut, unter dem Einfluss von Sonnenlicht, produziert. Studien zeigen, dass bis zu einem Drittel unserer Bevölkerung, vor allem während der sonnenarmen Wintermonate, an einem Vitamin-D-Mangelzustand leidet. Vitamin D ist ein wichtiger Faktor, der es dem Körper ermöglicht, das mit der Nahrung zugeführte Kalzium aus dem Darm aufzunehmen und in den Knochen einzubauen.

Kalzium ist für den ausreichenden Kalkgehalt und damit für die Festigkeit unseres Skelettsystems hauptverantwortlich. Allerdings wird Kalzium nicht nur im Knochen benötigt. Unser Körper braucht einen gleichmäßig hohen Kalziumspiegel im Blut, damit unsere Nerven und Muskeln richtig funktionieren. Schon bei einem geringen Kalziummangel schüttet unser Körper aus den Nebenschilddrüsen ein Hormon (Parathormon) aus, welches durch einen verstärkten Knochenabbau das im Knochen gespeicherte Kalzium herauslöst, um damit den Blutkalziumspiegel wieder zu erhöhen und den bestehenden Mangel auszugleichen.

Ein nur geringer, aber lang andauernder Mangel an Kalzium oder Vitamin D kann daher zu einem langsamen, aber stetigen Abbau der Knochenmasse und damit zu einer massiven Erhöhung des Risikos einer Osteoporose-Entstehung beitragen. Außerdem zeigen Studien, dass im hohen Alter die Sturzhäufigkeit und damit auch die Häufigkeit des gefürchteten Schenkelhalsbruches bei Vorliegen eines Kalzium- oder Vitamin-D-Mangels drastisch zunimmt, weil die nervliche Steuerung unserer Muskulatur nicht mehr ideal funktioniert.

Der Bedarf an Kalzium ist während des gesamten Lebens nicht gleich; während des Skelettwachstums (bis etwa zum 35. Lebensjahr), während der Schwangerschaft und während der Stillperiode sowie im höheren Alter ist der Kalzium-Bedarf erhöht. Die internationalen medizinischen Empfehlungen einer ausreichenden Kalzium-Zufuhr liegen aber meist höher: So sollte während des Skelettwachstums die tägliche Zufuhr 1200 mg nicht unterschreiten, ebenso während der Schwangerschaft und der Stillperiode. Im höheren Alter wird wegen der schlechteren Aufnahme von Kalzium sogar eine tägliche Zufuhr von 1500 mg empfohlen. Der Hauptlieferant von bioverfügbarem Kalzium, nur in dieser Form kann es vom Körper aufgenommen werden, sind Milch und Milchprodukte. So enthält ein Liter Vollmilch etwa 1000 mg Kalzium. Noch höher sind die Konzentrationen im Käse: 100 g Hartkäse enthalten ebenfalls etwa 1000 mg Kalzium. Während in der Kindheit und Jugend eine ausreichende Versorgung mit Milch und Milchprodukten sinnvoll ist, können bei älteren Menschen – besonders wenn ein erhöhter Cholesterinspiegel oder eine Milchunverträglichkeit (Laktoseintoleranz) vorliegt – Probleme mit der Kalzium-Versorgung auftreten, sodass eine Ergänzung mit kombinierten Kalzium- und Vitamin-D-Präparaten sinnvoll erscheint.

Ernährungsempfehlungen

Kalzium dürfte nach neuesten Erkenntnissen eine wichtige Rolle gerade für die Regulation unseres Gewichtes spielen. Etliche medizinische Studien in letzter Zeit konnten zeigen, dass eine erhöhte Kalzium-Zufuhr in der Nahrung, vor allem in Form von Milchprodukten, zu einem deutlichen Gewichtsverlust der Studienteilnehmer geführt hat.
Eine Forschergruppe der Wiener Universität schlägt in einer Arbeit vor, dass Zufuhr von Kalzium und Vitamin D bei der Vorbeugung einer ganzen Reihe von Erkrankungen des rheumatischen Formenkreises bis hin zum Darmkrebs eine Rolle spielen könnten.

Magnesium, Kalzium und Vitamin D

So wichtig die drei Elemente Magnesium, Kalzium und Vitamin D einzeln für unseren Körper sind, wird es jedoch zunehmend klarer, dass erst ein Zusammenspiel der drei den optimalen Effekt bringt. Gerade was das Beispiel der Osteoporose angeht, zeigt sich, dass ein Magnesium-Mangel genauso zu einer Knochenbrüchigkeit führt, wie Kalzium-Mangel und eine zusätzliche Gabe von Magnesium zu Kalzium und Vitamin D einen weiteren positiven Effekt in Bezug auf die Erhöhung der Knochendichte zeigt.

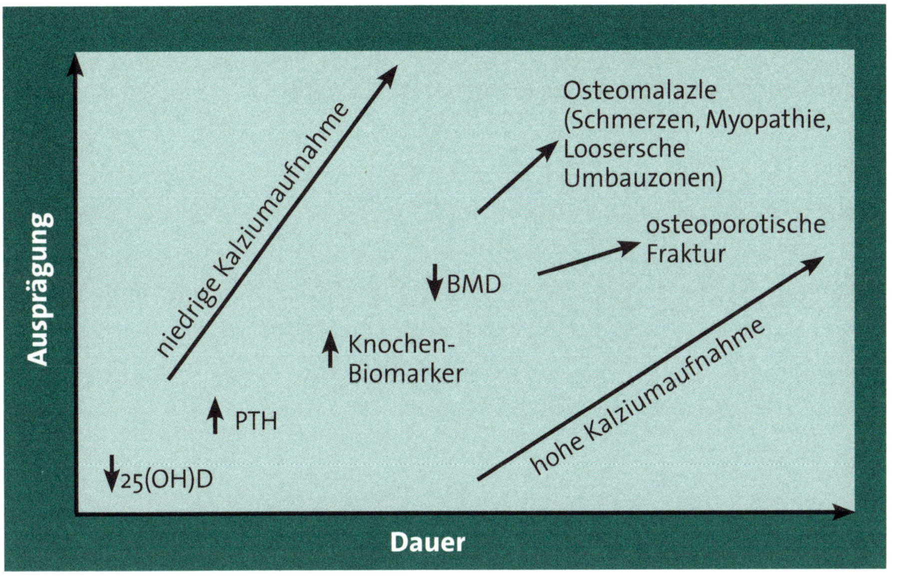

Nach einer genauen Analyse aller wissenschaftlichen Studien kann man zu Recht behaupten, dass Magnesium, Kalzium und Vitamin D als wichtige Naturelemente nicht nur als Nahrungsmittelergänzung empfehlenswert, sondern auch ideale Begleiter für eine Lebensstil-Optimierung sind.

Bevor Sie Nahrungsergänzungen zu sich nehmen, sollten Sie aber vorher mit Ihrem Arzt sprechen.

Omega-3-Fettsäuren

Ernährung – ein Eckpfeiler in der Rheumatherapie

Eine wichtige Säule in der Behandlung von rheumatischen Erkrankungen ist eine gezielte Ernährung. Diese kann eine medikamentöse Therapie zwar nicht ersetzen, aber gut unterstützen.

In unserer Nahrung gibt es Stoffe, die entzündungsfördernd bzw. entzündungshemmend wirken. Da es sich bei rheumatischen Erkrankungen oft um entzündliche Erscheinungen handelt, ist es für diese Patienten besonders wichtig, bei der Ernährung entzündungsfördernde Stoffe zu meiden und durch entzündunghemmende Substanzen zu ersetzen. Zu den entzündungsfördernden gehören Omega-6-Fettsäuren mit ihrem Hauptvertreter Arachidonsäure, zu den entzündungshemmenden die Omega-3-Fettsäuren Eicosapentaensäure (EPA) und Docosahexaensäure (DHA).

Omega-3- und Omega-6-Fettsäuren sind direkte Gegenspieler im Organismus, d.h., es ist uns durch eine ausreichende Versorgung von Omega-3-Fettsäuren in Form von EPA und DHA möglich, die entzündungsfördernde Wirkung der Omega-6-Fettsäuren zum Teil oder gar vollständig aufzuheben!

Industriell erzeugte Lebensmittel enthalten reichlich Omega-6-Fettsäuren. Sie gehören wie die Omega-3-Säuren zu den essenziellen, also lebenswichtigen Stoffen, die der Körper mit der Nahrung aufnehmen muss, weil er sie selbst nicht bilden kann. Um einen Mangel an Omega-6-Fettsäuren brauchen sich Menschen in den Industriezonen jedoch keine Sorgen machen. Wir ernähren uns mit viel zu viel Arachidon- und anderen Omega-6-Fettsäuren (wie z.B. Linolsäure), die chronisch-entzündliche Erkrankungen (wie z.B. Arthritis) verschlimmern können. Statt einem Verhältnis von Omega-6 zu Omega-3 von 5:1 kommt es bei unseren Ernährungsgewohnheiten oft zu einem Missverhältnis von bis zu höchst ungesunden 50:1!

Es gilt also, darauf zu achten, dass unsere Nahrungsmittel nicht nur möglichst reich an Omega-3-Fettsäuren, sondern v.a. auch möglichst arm an Arachidonsäure und anderen Omega-6-Fettsäuren sind.

Was heißt das für Sie konkret?

Sie können durch eine angepasste Ernährung Ihre medikamentöse Rheuma-Therapie wirksam unterstützen!

Arbeitsplatz, Wirtschaft

„Obwohl Erkrankungen des Bewegungsapparates häufiger auftreten, schwerer verlaufen und kostenaufwändiger sind als Erkrankungen eines anderen Körpersystems, müssen Menschen mit Arthritis härter kämpfen, um die bestmögliche Versorgung zu erhalten, selbst wenn diese ihre Lebensqualität verbessert und Krankenstände sowie Berufsunfähigkeit verhindert."

Prof. Josef Smolen

Chronische Schmerzen des Bewegungsapparates betreffen schätzungsweise 100 Millionen Arbeitnehmer in Europa. An Erkrankungen des Bewegungsapparates leiden mehr als vier Millionen Arbeitnehmer in der Europäischen Union (EU), und diese sind für ungefähr die Hälfte aller berufsbedingten Erkrankungen in den EU-Ländern verantwortlich. In Österreich gibt es nicht einmal eine offizielle Definition für berufsbedingte Erkrankungen des Bewegungsapparates. Sie werden in der offiziellen Liste aller berufsbedingten Erkrankungen im Österreichischen Sozialversicherungsgesetz gar nicht erwähnt. Im Gegensatz zu Österreich gehören in anderen EU-Ländern oft Kreuzschmerzen, entzündliche Erkrankungen und Erkrankungen der Wirbelsäule dazu.

Bei Menschen mit Erkrankungen des Bewegungsapparates ist die mittlere Dau-

Einkäufe, Haushalt – ich muss Dinge organisieren, die andere Menschen nebenbei erledigen. Fast alle Geräte in meiner Küche sind elektrisch. Einkäufe werden nicht getragen, sondern mit einem Einkaufstrolley gezogen. Für schwere Dinge wird Hilfe organisiert, damit ich das nicht selbst tun muss. Unsere Wohnung liegt glücklicherweise im Erdgeschoss, so muss ich keine Treppen steigen. Schlimm ist nur, dass ich nie genau weiß, wie der nächste Tag aussieht, ob ich zum Beispiel mit meinen Händen an meine Haare drankomme und sie selbst kämmen kann, weil es mir gutgeht oder nicht. Darum habe ich mich mit allen möglichen Hilfsmitteln umgeben. Z.B. Stielverlängerungen von Bürsten, auch zum Duschen, oder spezielle Haltevorrichtungen und Zangen, mit denen ich trotz unbeweglicher Gelenke überall rankomme. Meine Ergotherapeutin hat mir wertvolle Tipps gegeben. Gesunde Ernährung ist für mich nichts Neues. Wahrscheinlich merken auch andere Rheumapatienten, dass sie nach bestimmten Speisen mehr oder weniger Schmerzen haben und richten sich danach. Medikamente gehören zu meinem Leben, genauso wie die regelmäßigen Kontrollen beim Hausarzt und beim Rheumatologen. Ich mache jeden Morgen meine Übungen, um meine Gelenke beweglich und meine Muskeln stark zu halten. Zwischendurch lege ich Ruhepausen ein und mache Yoga. Ganz bewusst, denn ich kenne auch eine andere Zeit voller Schmerzen und Unbeweglichkeit. Heute bin ich einfach dankbar für jeden guten Tag. Meine Familie unterstützt mich, wo sie kann und ich brauche meine Kinder oder meinen Mann nicht allzu oft um Hilfe zu bitten. Auf diese Weise bewahre ich meine Unabhängigkeit.

er der Abwesenheit vom Arbeitsplatz um fast 50% höher als bei anderen. Sie sind auch die häufigste Ursache für Krankenstände und Frühpensionierungen in Österreich. Eine Entwicklung, die sowohl für den Einzelnen als auch für die Volkswirtschaft weit reichende Folgen haben wird, falls nichts unternommen wird.

Unbehandelt können Patienten mit entzündlichem Rheuma durch Schmerzen und Verlust der Beweglichkeit Tätigkeiten im Alltags- und Berufsleben immer schwerer verrichten. 24% der Patienten mit rheumatoider Arthritis sind krankheitsbedingt in Frühpension und 14% haben wegen ihrer Erkrankung schon einmal den Arbeitsplatz verloren. Aus Angst vor dem Verlust des Arbeitsplatzes versuchen viele Menschen mit Rheuma, sich die Erkrankung nicht anmerken zu lassen. Kollegen und Vorgesetzte wissen häufig nichts davon. Diese Geheimhaltung trägt jedoch nicht selten durch Fehl- oder Überbelastung zur Verschlechterung bei. Doch mit der richtigen Unterstützung ist der langfristige Erhalt des Arbeitsplatzes möglich. Wege gibt es viele: kollegial organisiertes Teamwork, flexible Arbeitszeitmodelle, die ergonomische Ausstattung eines Arbeitsplatzes und vieles mehr. Manchmal können schon kleine Veränderungen am Arbeitsplatz oder an den Arbeitszeiten viel bewirken.

Derzeit geben rund 5% der Berufstätigen mit Rheuma in unseren Breiten bereits im ersten Jahr ihrer Erkrankung ihren Beruf auf, nach drei Jahren haben sich sogar 20% der erkrankten Arbeitnehmer aus dem Arbeitsleben zurückgezogen. Mit der richtigen Unterstützung und einer konsequenten, effektiven Therapie muss das nicht sein. Der Frühbehandlung von Rheuma kommt dabei eine besondere Bedeutung zu. Sie ist der Schlüssel, um sicherzustellen, dass Rheuma-Patienten

a) ihre Jobs beibehalten,
b) die Qualität ihres Arbeitslebens und ihren Beitrag zur Gesellschaft optimieren und
c) den Zugang zum Arbeitsleben aufrechterhalten können.

Arbeitslosigkeit wirkt sich negativ auf den Verlauf von Rheuma aus. Bleiben Rheumapatienten hingegen im Berufsleben, fördert das maßgeblich die Genesung und wirkt sich darüber hinaus positiv auf die gesamte Volkswirtschaft aus. Richtig behandelte Rheumapatienten, die sich trotz ihrer Krankheit gesund und wohl fühlen und ihre Fähigkeiten ihrer Qualifikation entsprechend ausleben, heben das wirtschaftliche Potential mehr, als ihre Therapien kosten. Das gilt auch für Patienten mit Biologica-Therapie.

Rund ein Jahr nach Krankheitsbeginn wurde bei mir die Diagnose „juvenile chronische Polyarthritis" gestellt. Das war 1976, und ich war gerade acht Jahre alt. Mehrere Krankenhausaufenthalte, viele verschiedene Medikamente und eine Operation begleiteten meine Jugend. Aber wie ich mit einer solchen Krankheit, deren Verlauf ungewiss war, klar kommen sollte, das hatte mir keiner erklärt. Damit war ich, genauso wie meine Eltern, allein. Im Laufe der Jahre waren immer weitere Gelenke befallen, denn die heutigen Medikamente gab es noch nicht. Ich habe trotz Einschränkungen an den Händen und Fingern die Schule mit der Matura abgeschlossen, habe studiert und eine berufliche Karriere in Angriff genommen. Zurückblickend wollte ich meine Krankheit dauernd verdrängen. Anfangs sah man die Krankheit nicht. Als meine Hände befallen wurden, versuchte ich sie zu verstecken, ich trug statt Röcken nur Hosen, um nicht aufzufallen. Welche Kinder fürchten sich nicht davor, als „Brillenschlange" gehänselt zu werden?! Stellen Sie sich nun die Ausgrenzung von Kindern und Jugendlichen mit deformierten Gelenken vor. Wut und Aggression machten sich in mir breit, da ich nicht tun konnte, was alle anderen tun: mit meinen Freunden Spaß haben, ausgehen, verreisen.

Als junge Frau hatte ich bereits ersetzte Fingergelenke, aber so waren die Hände wieder schön und funktionierten, und ich brauchte sie nicht mehr zu verstecken, was mir auch bei der Arbeitsplatzsuche half. Meinen ersten Arbeitsplatz wechselte ich nach Ende des befristeten Arbeitsvertrages. Mein damaliger Arbeitgeber war nicht sehr verständnisvoll für die Ruhephasen, die ich zwischendurch brauchte, obwohl ich meine Leistung erbrachte. Er konnte damit nicht umgehen. So wie er mich behandelte, passte ich nicht in sein Weltbild. Dabei war ich nicht im Kopf krank, ich war ja nur an den Gelenken krank. Rheuma zu haben war anstrengend. Wegen der Schmerzen in der Nacht schlief ich wenig und war morgens müde. Damit die Medikamente rechtzeitig gegen die Schmerzen wirken konnten und die Steifigkeit rechtzeitig verschwand, stand ich trotzdem früher auf. Auch weil ich nicht vorausahnen konnte, wie schnell ich mit der Morgentoilette sein würde. Ich war oft zornig, weil die Krankheit meinen Körper in eine Langsamkeit zwang, wodurch er meinen Gedanken immer hinterherhinkte, im wahrsten Sinne des Wortes. Und immer wieder wurde ich von meiner Krankheit daran erinnert, dass ich meine Medikamente nicht weglassen durfte.

Nach dem Verlust meines ersten Arbeitsplatzes änderte ich meine Einstellung grundlegend. Verdrängen konnte, wollte und durfte ich meine Krankheit nicht mehr. Ich musste mich ihr stellen, wenn ich nicht zulassen wollte, dass das Rheuma mein Leben bestimmte. Ich musste meine Grenzen spüren lernen, akzeptieren, dass ich nicht „so bin wie alle anderen", sondern krank – auch wenn es mir die meisten Menschen nicht ansahen. Ich trug Informationen zusammen: bei meinen Ärzten, Physio- und Ergotherapeuten, Selbsthilfegruppen, Behörden. Auf diese Weise baute ich mir ein Freundesnetz auf, in dem ich mich dann auch geborgen fühlte. Ich bekam eine neue Arbeit, und ich lernte damals meinen Mann kennen, der mir über diese schlimme Zeit hinweghalf. In den folgenden Jahren kamen mir die medizinischen Neuerungen auf dem Gebiet der Rheumatologie zugute. Das Spektrum meiner Medikamente änderte sich dadurch im Laufe der Zeit, aber insbesondere meine Einstellung ihnen gegenüber und mein Umgang mit ihnen. Sie waren nicht mehr meine Feinde.

Heute gibt es viele neue Therapiemöglichkeiten mit weit weniger Nebenwirkungen als in meiner Jugendzeit, die noch dazu viel besser wirken. Selbst in meinem fortgeschrittenen Stadium der Erkrankung habe ich heute kaum mehr Schmerzen und bin nur wenig eingeschränkt. Ich genieße Ansehen und Respekt an meinem Arbeitsplatz. In meiner Freizeit nehme an Lesungen, Musikabenden und Töpferkursen teil, mache Yoga, unternehme Wanderungen mit Freunden und Reisen mit meinem Ehemann. Ich spiele mit meinen Enkelkindern und es gibt keine Spur von Minderwertigkeitsgefühl, weil ich nicht so bin wie „alle anderen".

Erhalt von Arbeitsfähigkeit und Arbeitsplatz

Was kann die Öffentlichkeit tun?

Damit Rheumapatienten im Arbeitsprozess bleiben können, braucht es mehrere aktive Interventionen, die Erkrankte, Ärzte, Arbeitgeber und Behörden in Angriff nehmen müssen:

- Die Behandlung muss früh eingeleitet werden. Eine Investition in die Frühdiagnose und frühzeitige Therapie zahlt sich, wie Untersuchungen gezeigt haben, gesellschaftspolitisch aus, bedeutet also letzten Endes mehr Gewinn als Verlust für den Staat (das gilt auch für eine Biologica-Therapie). Eine verzögerte Diagnose oder Behandlung führt zu dauerhaften Schäden am Bewegungsapparat oder inneren Organen und damit zu vermehrten und verlängerten Krankenständen und einem Verlust der Gesamtarbeitskraft.
- In der Versorgungskette befinden sich Hausärzte an primärer Stelle, um viele Erkrankungen des Bewegungsapparates früh erkennen zu können. Hausärzte sollten betroffene Patienten so früh wie möglich an Fachärzte zuweisen, um die Behandlung möglichst früh einleiten zu können. Während der Therapie übernehmen sie einen Großteil der Routinekontrollen.
- Rechtzeitige Diagnose und Therapie bedeutet, sehr viel noch kränker machenden Stress und Folgekrankheiten zu vermeiden. Bei einer Umfrage unter Rheumapatienten gab etwa die Hälfte der Befragten an, dass ihre Diagnose in einer Spezialambulanz gestellt wurde. Etwas mehr als ein Drittel erhielt ihre Diagnose bei einem niedergelassenen Facharzt. Durchschnittlich vergehen bei der rheumatoiden Arthritis immer noch mehr als 16 Monate vom ersten Symptom bis zur Diagnose und ein weiteres halbes Jahr bis zur Behandlung. Bei Spondylarthritis-Patienten ist die Zeitspanne noch viel länger.
- Patienten müssen sich der Krankheit und ihrer Bedeutung für ihr weiteres Leben stellen und brauchen dafür mannigfaltige Motivation, Information und Unterstützung.

- Die Anzahl der Rheumatologen muss erhöht werden, Österreich ist mit Rheumatologen unterversorgt. Insbesondere im ambulanten Bereich bestehen aufgrund der geringen Anzahl an Ambulanzen große Versorgungsdefizite.

Was kann der Einzelne tun?

Therapieerfolg und Wohlbefinden beginnen im Kopf. Rheumapatienten müssen sich der Krankheit und ihrer Bedeutung für ihr weiteres Leben stellen. Das umfasst vor allem, aktiv eine positive Sichtweise herzustellen:

- Fähigkeiten in den Vordergrund stellen, sich nicht auf Einschränkungen konzentrieren. Fachwissen und Erfahrung sind keineswegs verschwunden, weil man Schmerzen oder Mobilitätsprobleme hat.
- Die notwendigen Medikamente als Chance für ein möglichst normales Leben betrachten.
- Neben Medikamenten und Bewegungstherapie ist es mindestens so wichtig, sich durch die Krankheit „nicht unterkriegen zu lassen". Auf keinen Fall die Tür aufmachen, die zum Weg in die Depression führt. Flexibilität und Eigeninitiative sind ein großes Plus. Patienten müssen sich diese Eigenschaften aktiv erwerben, um die Krankheit im Griff zu haben und nicht umgekehrt. Dazu brauchen Sie Motivation und Unterstützung.

Meine Polyarthritis begann mit 20 Jahren im Bereich der Hand- und Fingergelenke. Im Laufe der Jahre wurden immer weitere Gelenke befallen, aber ich wollte meine Krankheit nie wirklich wahrhaben und belastete aus diesem Grund meinen Körper oft über meine Grenzen hinaus. Viele verschiedene Medikamente und drei Operationen begleiteten mich in den ersten 15 Jahren. Nach einem längeren Spitalsaufenthalt vor drei Jahren gab es Probleme mit meinem Chef. Ich arbeitete nicht nach seinen Wünschen, war ihm in seinen Augen nicht schnell genug. Dass ich trotz der Schmerzen mein Möglichstes tat, neun bis zehn Stunden am Tag, das sah er nicht. Jetzt droht die Kündigung, wenn ich bis Jahresende die Leistung nicht erbringe. Ich bin verzweifelt, was soll ich nur tun, mir kommt es so vor, als ob ich in ein riesiges Loch falle. Wenn ich diese Arbeit verliere, wer stellt mich dann noch ein? Da will niemand wissen, dass man krank ist und nicht jede Arbeit annehmen kann. Aber ich muss doch arbeiten, wir brauchen das Geld dringend!

- Rheumapatienten brauchen viel Information. Es werden Informationsveranstaltungen durchgeführt, bei denen Rheumatologen und auch betroffene Patienten zum Befragen anwesend sind. Und es gibt kompetent geführte Selbsthilfegruppen mit einem reichen Schatz an Erfahrungen rund um die Erkrankung, wo man erfährt, was man alles dagegen bzw. dafür unternehmen kann.
- Handikaps sind überwindbar. Heute kommen viele Hilfestellungen vom Gesundheitswesen. Aber man muss auch selbst viel tun, und das jeden Tag, um die Krankheit zu kontrollieren und um nicht von ihr kontrolliert zu werden. Es erfordert eine positive Lebenseinstellung und den unbedingten Willen, Hindernisse zu überwinden. Nicht „ich kann nicht", sondern **„ich kann – trotzdem"** ist das Motto.
- Selbstbewusstsein und Mut! Viele Rheuma-Patienten haben bereits durch die Erkrankung, aus Furcht vor Abhängigkeit, ein großes Stück an Selbstvertrauen eingebüßt. Mit dem Verlust des Arbeitsplatzes schwindet die Möglichkeit, unabhängig zu bleiben. Der soziale Abstieg scheint vorprogrammiert zu sein. Daher ist es wichtig zu wissen, dass nur ein rascher Therapiebeginn die Voraussetzung ist, die Unabhängigkeit zu behalten.
- Keine Geheimhaltung der Erkrankung! Vor sich selbst nicht, nicht vor Familienangehörigen oder Verwandten – und besser auch nicht vor Arbeitgebern. Lieber ein Ende mit Schrecken als eine Schrecken ohne Ende!
- Aus Angst vor dem Verlust des Arbeitsplatzes versuchen viele Menschen mit Rheuma, sich die Erkrankung nicht anmerken zu lassen. Diese Geheimhaltung trägt nicht selten durch Fehl- oder Überbelastung zur Verschlechterung bei.
- Man ist zwar nicht verpflichtet, den Arbeitgeber zu informieren, aber wenn die Leistungsfähigkeit stark beeinträchtigt ist, lässt es sich nicht mehr verheimlichen. Auch wenn man sehr rasch und sehr gut auf eine Therapie anspricht und die Zeit der geringeren Leistungsfähigkeit kurz ist – man will ja auch in Zukunft funktionieren. Es empfiehlt sich daher, mit dem Vorgesetzten zu reden. So ließe sich gemeinsam eine Lösung finden, wie man die Arbeitsplatzbedingungen optimieren kann. Oder es lässt sich auch eine andere Tätigkeit im Unternehmen finden, die man trotz Rheuma gut erfüllen kann.

- Mut für Neues! Eventuell findet man nicht ausreichend Verständnis seitens des Vorgesetzten oder der Kollegen und man merkt, dass man an diesem Arbeitsplatz nicht bleiben kann. Dann sollte man sich nicht davor scheuen, neue Wege zu gehen. Ein engmaschiges soziales Netz unterstützt Rheumapatiente: Finanzielle Förderungsmodelle, Umschulungen, Weiterbildungen oder Beratungsangebote eröffnen viel versprechende Perspektiven und geben die nötige Ausdauer, um das Richtige zu finden.
- Auch Expertenteams bieten weitere Unterstützung an, z.B. zu den Themen rheumagerechte Berufswahl oder Bewerbungscoaching.

Ämter und Behörden

Oftmals sind die Hilfsangebote und richtigen Anlaufstellen nicht ausreichend bekannt, oder sie werden viel zu wenig in Anspruch genommen, weil ein Arbeitnehmer fürchtet, als chronisch Kranker ins Abseits und in die Isolation zu kommen. Dabei stehen Erkrankten, je nach Grad der Einschränkung, besondere Unterstützungen zu.

- Lernen Sie Ihre Rechte kennen. Als Arbeitnehmer steht Ihnen Unterstützung und Beratung durch die Arbeiterkammer zu. Mitglieder einer Gewerkschaft können zusätzlich deren Informations- und Beratungsangebote nutzen.
- Hilfsangebote vom Gesundheitswesen und den Behörden in Anspruch nehmen, sie höflich aber bestimmt einfordern und auch wirklich nutzen.
- Wer an einer chronischen Krankheit leidet, kann mit einer steuerlichen Erleichterung beim zuständigen Finanzamt rechnen. Erste Anlaufstelle dafür ist das Bundessozialamt. Dort erhält man die entsprechenden Antragsformulare *www.basb.bmsg.gv.at* > *„Service“* > *„Formulare“*. Im Zuge eines Feststellungsantrages wird der derzeitige Gesundheitszustand überprüft und der Grad Ihrer körperlichen Einschränkung medizinisch festgestellt.
- Lohnsteuerzahler können bestimmte Aufwendungen beim Finanzamt geltend machen, z.B. Arzt- und Krankenhaushonorare, Kosten für Medikamente oder Rezept- und Krankenscheingebühren. Das gilt auch für Kurkosten, wenn der Kuraufenthalt auf Grund Ihrer rheumatischen Erkrankung und aus medizinischen Gründen notwendig ist.
- Wenn beim Feststellungsantrag (Bundessozialamt) ein Grad der Behinderung von mindestens 50% medizinisch bestätigt wurde, gehören Sie zum

Personenkreis der „begünstigten Behinderten". Dadurch genießen Sie den besonderen Schutz, finanzielle Förderungen sowie Erleichterungen des Bundessozialamtes, wie beispielsweise:

- besonderer Kündigungsschutz als Dienstnehmer,
- Förderungen zum Ausgleich der Behinderung am Arbeitsplatz,
- Freibetrag bei Lohn- und Einkommenssteuer,
- Zusatzurlaub (sofern dies im Kollektivvertrag, Dienstrecht oder in Betriebsvereinbarungen vorgesehen ist),
- Ausbildungsbeihilfen,
- Fahrpreisermäßigung auf Bahnlinien der ÖBB.
- Behindertenausweis: Beim Bundessozialamt kann ein Behindertenpass beantragt werden. Es handelt sich um einen österreichweit anerkannten Pass, mit dem Betroffene bei diversen Veranstaltungen sowie Freizeit- und Kultureinrichtungen Ermäßigungen erhalten. Im Rahmen des Behindertenpasses kann auch die „Unzumutbarkeit der Benützung der öffentlichen Verkehrsmittel" beantragt werden. (Achtung! Dieser Eintrag berechtigt nicht zum Parken auf einem Behindertenparkplatz!). Wenn die medizinischen Voraussetzungen erfüllt sind, bekommen Betroffene für Ihren PKW jährlich eine Autobahnvignette gratis.

Der Behindertenausweis nach § 29b StVO ist europaweit einheitlich gestaltet und ermöglicht Ihnen die im jeweiligen EU-Mitgliedsstaat geltenden Vergünstigungen zu nützen. Es empfiehlt sich, sich vor einem Reiseantritt mit dem PKW über die Parkerleichterungen im Urlaubsland zu erkundigen.
Der Ausweis ist gut sichtbar hinter der Windschutzscheibe anzubringen. Der Inhaber des Ausweises ist berechtigt, auf Behindertenparkplätzen und in Fußgängerzonen während der Zeiten der Ladetätigkeit und in Kurzparkzonen länger zu parken. Weiters ist er u.a. befreit von Parkgebühren (wenn der PKW selbst gelenkt wird), KFZ-Steuer und motorbezogener Versicherungssteuer. Es können auch eine finanzielle Unterstützung bei der Adaptierung des PKWs sowie ein persönlicher Parkplatz beantragt werden. Die zuständigen Stellen sind in Wien die MA15, in den Bundesländern die Bezirkshauptmannschaften bzw. der Magistrat. Das Antragsformular für einen Behindertenausweis ist beim Bundessozialamt und als Download unter *www.help.gv.at* > *„Behinderung"* > *„KFZ und Behinderung"* > „Ausweis gemäß §29b StVO" erhältlich.
Wenn um einen Parkausweis gemäß §29b StVO angesucht wird, beauftragt die

Behörde den Amts- bzw. Polizeiarzt mit der Begutachtung der Lenkerberechtigung (Führerschein) des Antragsstellers.
Nähere Informationen für mehr Mobilität im Straßenverkehr sind unter *www.clubmobil.at* erhältlich.

Ich war 31 Jahre alt, als ich an rheumatoider Arthritis erkrankte. Damals gab es die heutigen Medikamente noch nicht, und die Arthritis hat meine Hand- und Fingergelenke ziemlich angegriffen. Das linke Ellbogengelenk ist durch ein künstliches Gelenk ersetzt und das rechte soll in vier Monaten operiert werden. Mit den jetzigen Medikamenten habe ich zwar weniger Entzündungen und Schmerzen, aber die bereits vorhandenen mechanischen Probleme sind trotzdem da. Die Ellbogen-Prothese darf ich nur mit maximal drei Kilogramm belasten. Am Arbeitsplatz wurde ich dann auf meine Bitte hin von meinem Arbeitgeber auf eine leichtere Tätigkeit versetzt, wo ich nicht so schwer tragen musste. Die Probleme bei der Arbeit und meinem Chef waren zwar immer wieder da, hielten sich aber noch in Grenzen – glaubte ich damals jedenfalls.
Das Belastungsverbot vom Ellbogengelenk machte mir vor allem beim Einkaufen Schwierigkeiten, insbesondere, wenn ich mit dem Auto weiter weg vom Geschäft stand. Mit öffentlichen Verkehrsmitteln Einkäufe für eine Familie mit drei schulpflichtigen Kindern nach Hause zu transportieren, hätte ich niemals geschafft. Für einen Behindertenausweis war ich aber „zu wenig krank“, denn meine Beine und Füße waren nicht so schwer betroffen, wie meine Ellbogengelenke und Hände. Man sagte mir im Bezirksamt, ich bekäme deswegen keinen Ausweis, weil ich „keine Probleme beim Gehen“ hätte! Meine Ärztin legte mir vor kurzem die Beantragung einer Invaliditätspension nahe. Zunächst war das ein Schock für mich! Als Invalide sah ich mich selbst eigentlich noch nicht, arbeitete doch gerne und schaffte viel, und die Behörden hatten hinsichtlich Behindertenausweis auch so reagiert – oder hatten sie unrecht? Momentan weiß ich nicht mehr, was ich tun und wem oder was ich glauben soll.

Finanzielle Unterstützung im Alltag

Einkaufen gehen, Wohnung putzen oder die tägliche Körperpflege: Wenn Betroffene Unterstützung brauchen oder in ihrem Alltag vor unlösbaren Problemen stehen, sollten sie einen Antrag auf Pflegegeld stellen. Je mehr Hilfe aus gesundheitlichen Gründen benötigt wird, desto höher steigen die monatlichen Ausgaben. Da kann die finanzielle Unterstützung durch das Pflegegeld eine deutliche Erleichterung im Alltag sein. Das Pflegegeld ist eine zweckgebundene Leistung, die für die Abdeckung der pflegebedingten Mehraufwendungen bestimmt ist. Es handelt sich um einen pauschalierten Betrag, der keine Erhöhung des Einkommens darstellt und nicht versteuert werden muss. Das Pflegegeld wird in 7 Stufen – je nach Pflegebedarf – monatlich ausbezahlt, wobei Einkommen bzw. Vermögen der Betroffenen sowie die Ursache der Pflegebedürftigkeit nicht relevant sind.

Das Pflegegeld kann, nach dem jeweiligen Landespflegegeldgesetz, formlos beim Magistrat, der Bezirkshauptmannschaft bzw. dem Gemeindeamt beantragt werden (wenn man berufstätig, mitversicherter Angehöriger, Bezieher einer Sozialhilfe oder einer Beamtenpension eines Landes bzw. einer Gemeinde ist). Pensionisten oder Rentenbezieher müssen den Antrag bei der pensionsauszahlenden Stelle einbringen.

Weitere Informationen und Ansprechpartner sind beim BMSK unter www.bmsk.gv.at > „Fachbereiche" > „Behinderung" erhältlich.

Berufsunfähigkeit, Invalidität, Frühpensionierung

Wenn sich Rheumapatienten aufgrund ihrer Erkrankung nicht mehr in der Lage fühlen, ihren Beruf auszuüben, besteht die Möglichkeit, eine Invaliditäts- bzw. Berufsunfähigkeitspension zu beantragen.

Berufsunfähigkeit liegt vor, wenn die Arbeitsfähigkeit des Versicherten infolge seines körperlichen oder geistigen Zustandes so weit gesunken ist, dass sie weniger als die Hälfte derjenigen eines gesunden Versicherten beträgt, der über eine vergleichbare Berufsausbildung und gleichwertige Kenntnisse und Fähigkeiten verfügt. In diesem Fall gibt es die Möglichkeit, Invaliditätspension (für Arbeiter) bzw. Berufsunfähigkeitspension (für Angestellte) zu beantragen. Grundlage für die Entscheidung, ob Invalidität/Berufsunfähigkeit vorliegt, bildet eine ärztliche

Begutachtung, bei der die Leistungsfähigkeit des Antragstellers in seinem Beruf festgestellt wird. Die Beurteilung der geminderten Arbeitsfähigkeit ist von jener Tätigkeit abhängig, die in mehr als der Hälfte der ASVG-Beitragsmonate während der letzten 15 Jahre vor dem Stichtag ausgeübt wurde. Ist auf Grund des Gesundheitszustandes dauernde Invalidität/Berufsunfähigkeit anzunehmen, erfolgt eine unbefristete Gewährung der Leistung. Andernfalls wird die Pension für maximal zwei Jahre befristet zuerkannt. Nach Ablauf der Befristung ist die Pension auf Antrag für längstens zwei weitere Jahre zuzuerkennen, wenn weiterhin Invalidität/Berufsunfähigkeit besteht. Jeder Antrag auf eine Invaliditäts- bzw. Berufsunfähigkeitspension gilt auch als Antrag auf Rehabilitation. Vor Auszahlung einer Pension wird geprüft, ob eine Wiedereingliederung in das Berufsleben möglich ist. Für die Dauer des Rehabilitationsverfahrens besteht Anspruch auf Übergangsgeld.

Mit der Pensionierung fallen viel Stress und Belastung weg, aber auch ein Teil des bisher gewohnten Lebens. Der neu geschaffene Freiraum muss dann bewusst – mit ruhigeren Aktivitäten – gefüllt werden, um nicht wieder in ein neues Loch zu fallen. Studien belegen, dass sich ein aktives Berufsleben positiv auf die Krankheit auswirkt, während sich bei Menschen ohne Beschäftigung die Symptome verschlimmern. Um dem entgegen zu wirken, gilt es, auch in der Pension auf körperlicher, geistiger und seelischer Ebene aktiv zu bleiben.

Ausgewogene und gesunde Ernährung, regelmäßige Bewegung und sanfter Sport erhalten den Körper in Form und beweglich. Die Geborgenheit und Sicherheit im Familien- und Freundeskreis sind ganz besonders wichtig. Der Anschluss an eine Selbsthilfegruppe sowie gemeinsame Unternehmungen verhindern Vereinsamung und Isolation. Weiterbildungen in Volkshochschulkursen können begonnen werden, und auch etwaigen Fernreisen steht im Grunde nichts im Wege.

Die Rheumakünstler und andere berühmte Rheumapatienten

Viele talentierte und berühmte Menschen mussten sich mit entzündlichen rheumatischen Erkrankungen arrangieren, die ihre Schaffenskraft deutlich einschränkten. Hierzu zählen u. a. die Maler Auguste Renoir, Raoul Dufy, Alexeji Jawlensky, Paul Klee, Niki de St. Phalle und Frida Kahlo. Mit Rheuma lebten auch Winston Churchill, der Einsiedler Elias, Art Garfunkel, Karin Holstein, Zarah Leander, Jean Paul Marat, Vladimir Nabokov, der Feldhauptmann Naaman, Dennis Potter, Romy Schneider, August Strindberg, der Herzchirurg Christiaan Barnard und viele mehr.

Pierre-Auguste Renoirs (1841–1919): Seine Bilder hingen bereits in Paris, Brüssel, London, Boston und New York, als er um 1892 an schwerer rheumatoider Arthritis erkrankte. Er stand damals mitten im Leben, unablässig war er unterwegs auf Studienreisen, nach Algerien, Italien, Deutschland und Spanien. Doch das Reisen und das Malen wurden durch sein Gelenkrheuma immer beschwerlicher. Es gab damals außer wenigen Schmerzmitteln, wie der aus der Weidenrinde stammenden Salizylsäure und ab 1897 der Acetylsalicylsäure (ASS), keine anderen Rheumamittel. Somit nahm das Gelenkrheuma bei ihm seinen verhängnisvollen Lauf.

In den ersten fünf Jahren waren es nur geschwollene Knöchel, die ihn quälten, dann aber verlief das Leiden aggressiver. Schon nach zehn Jahren waren seine rechte Schulter versteift und einige Strecksehnen an seinen Händen gerissen. Für Renoir bedeutete das einen täglichen Kampf gegen Schmerzen und schmerzgedrückte Stimmung; zusehen zu müssen, dass sein Arbeitswerkzeug, seine Hände, immer mehr versagten. Aber trotz der Deformationen malte er weiter. Innerhalb der nächsten fünf Jahre machten auch die Füße immer mehr Probleme. Er brauchte nun zum Gehen nicht mehr nur eine, sondern zwei Krücken, und war schließlich an den Rollstuhl gefesselt. Zuletzt war Renoir kaum mehr in der Lage, den Pinsel zu halten. Um trotzdem malen zu können, ließ er sich den Pinsel an das Handgelenk binden. Die empfindliche Haut schützte er mit Tüchern vor dem Wundscheuern. Ähnlich wie heute Ergotherapeuten, ließ er erfinderisch Hilfsmittel anfertigen, z. B. Rollen und Kurbelvorrichtungen für die Leinwand, die er damit abschnittsweise in Mal-Position bringen konnte. Ergotherapeuten staunen heute noch über die Kreativität und den Erfindungsreichtum dieses Künstlers. Zeitweise waren seine Arme und Beine gelähmt. Aber trotz deformierter und steifer Hände schuf Renoir in den letzten 30 Jahren seines Lebens noch etwa 400 Gemälde.

Alexej von Jawlensky (1864–1941) wurde im russischen Torschok als fünftes Kind einer Familie aus russischem Erbadel geboren. Erste Symptome einer schweren Arthritis zeigten sich bei ihm 1927. Starke Schmerzzustände zwangen ihn zu teuren Klinikaufenthalten in Deutschland und der Slowakei. Mehrere Kuren verliefen ergebnislos, Jawlenskys Zustand verschlechterte sich. Aufgrund finanzieller Schwierigkeiten eröffnete seine Gattin einen Schönheitssalon in Wiesbaden. Als weiteres finanzielles Standbein wurde die „Jawlensky-Gesellschaft" gegründet, deren Mitglieder gegen jährliche Zahlungen Anspruch auf zukünftige Bilder hatten. Kuren und Therapien mussten bezahlt werden. Es gab damals von medikamentöser Seite aber wie bei Renoir außer Salizylaten, die die Krankheit nicht aufhalten konnten, keine anderen Rheumamittel. Die zunehmende Lähmung von Hand- und Kniegelenken zwang ihn, in sehr kleinen Bildformaten zu malen. Er arbeitete an den „Meditationen" genannten abstrakten Porträts. 1937 wurde er gehunfähig und verließ kaum noch sein Studio. Ein Jahr später musste er wegen der vollständigen körperlichen Paralyse das Malen aufgeben und blieb bis zu seinem Tod 1941 an das Bett gefesselt.
In den drei Jahren, bevor er mit dem Malen aufhören musste, malte er wie in einem Schaffensrausch 1.000 Meditationen – wohl auch unter dem Gefühl, dass ihm nur noch wenig Zeit blieb und er alles ausdrücken wollte, was in ihm ist.

Paul Klee (1879–1940) wurde in der Nähe von Bern geboren. Beide Elternteile waren äußerst musisch, dies erklärt die ausgesprochene Begabung Klees für die Musik. Er war ein hervorragender Geiger. Paul Klee studierte an der Münchener Kunstakademie, Studienreisen führten ihn nach Rom, Paris, Tunesien und in andere Länder. 1920 wurde er von Walter Gropius an das Weimarer Bauhaus berufen. Zehn Jahre später nahm er eine Professur an der Düsseldorfer Akademie an.
Seit 1935 litt Paul Klee, wie sich später herausstellte, an einer Kombination aus Sklerodermie und systemischem Lupus erythematodes (SLE), also an einer Mischkollagenose. Das Krankheitsbild umfasste von Anfang an Fieber, Blutar-

mut, Hautausschläge, Lungenentzündungen und eine Herzbeteiligung. Zwei Jahre nach Krankheitsbeginn zwangen ihn Gelenkentzündungen zur Aufgabe des Geigenspielens. Später traten infolge der Sklerodermie zunehmende Durchblutungsstörungen und Fingersteife auf. Ein blutendes Magengeschwür kostete ihm 1937 beinahe das Leben und zwang ihn zu jahrelanger „Ulcus-Diät".
Paul Klee hatte einen fast ironischen Umgang mit seiner Krankheit gefunden und einen starken Willen entwickelt. Er war unglaublich produktiv. Neben dem Unterricht intensivierte der Maler in den folgenden Jahren seine Ausstellungstätigkeit im In- und Ausland. Seine Bilder hingen in New York und Paris neben denen von Max Ernst, Joan Miró und Pablo Picasso. 1937 wurde seine Kunst, wie die von Jawlensky, von den Nationalsozialisten als „entartet" bezeichnet. Er wurde aus seiner Lehrtätigkeit entlassen und kehrte nach Bern zurück. Es entstanden nun die Balkenstrichbilder und die tragisch-dämonischen Gestalten, die auf Klees Todesahnung hindeuten. Kurz nachdem das Kunsthaus Zürich ihm eine Einzelausstellung gewidmet hatte, verstarb der Künstler 1940 in Muralto.

Raoul Dufy (1877–1953): Im selben Jahr, in dem Renoir an rheumatoider Arthritis erkrankte, trat Raoul Dufy in die Kunstschule seiner Geburtsstadt Le Havre ein. Durch ein Stipendium wurde ihm ab dem Jahr 1900 der Unterricht bei dem Maler und Radierer Léon Joseph Florentin Bonnat an der Kunsthochschule (École Nationale Superieure des Beaux-Arts, kurz ENSBA) in Paris ermöglicht.
Raoul Dufy litt seit seiner Kindheit an Gelenkschmerzen. Ab 1935 entwickelte sich eine Polyarthritis. Seine Behandlung bestand aus Kuren, Wirbelsäulenbehandlungen und Gold-Injektionen, auf die er jedoch nicht ansprach. In seinen letzten Lebensjahren machte ihm eine Arthritis-Erkrankung schwer zu schaffen. Das Leiden machte ihm das Malen zusehends schwieriger.
Im April 1950 reiste er nach Boston und erhielt Anfang Juni die erste Cortisondosis. Obwohl seine Arthritis bereits ziemlich fortgeschritten war, vollzog sich auch bei ihm das „Cortisonwunder". Er stand wieder auf und konnte mit Krücken umhergehen. Ohne Schmerzen konnte er an der Krankengymnastik teilnehmen. Mitte Juni zog er sich wieder eigenhändig die Socken an und kletterte auch allein aus der Badewanne. Endlich konnte Dufy wieder ein Glas zum Mund führen; den Telefonhörer aber griff er noch immer mit beiden Händen. Später konnte er wieder malen und die Farbtuben eigenhändig ausdrücken. Raoul Dufy malte nach der Rheuma-Therapie wieder strahlende, farbige Bilder.

Angesichts dieses Wunders schrieb Dufy trotzdem „Ist das eine Wiedergeburt oder ein Schwanengesang?“ Denn tatsächlich litt er an unerwünschten Komplikationen wie starken Magenschmerzen, Durchfall und Infektionen an den Injektionsstellen. Raoul Dufy starb 1953 an den Folgen einer Magen-Darm-Blutung in seinem Haus in Forcalquier.

Der Herzchirurg **Christiaan Barnard** (1922–2001) wuchs als einer von vier Söhnen einer mittellosen burischen Predigerfamilie in der südafrikanischen Kap-Provinz in ärmlichen Verhältnissen auf. Wie sein Bruder Marius, der später in seinem Transplantationsteam arbeitete, besuchte Barnard das Gymnasium des Heimatortes und studierte an der Universität Kapstadt und der Universität von Minnesota Medizin. Er erhielt in den USA seine chirurgische Fachausbildung. Er litt an rheumatoider Arthritis. Das weitere Fortschreiten seiner Krankheit wurde jedoch durch die medikamentöse Therapie derart verzögert, dass der Chirurg 13 Jahre nach Auftreten der ersten Beschwerden die weltweit erste Herzverpflanzung vornehmen konnte.
Seinen Lebensabend verbrachte er in Österreich, wo er die Christiaan Barnard Foundation zur Unterstützung benachteiligter Kinder auf der ganzen Welt gründete, und auf seiner Farm in Beaufort West. Zwei Tage vor seinem Tod war ihm die österreichische Staatsbürgerschaft zuerkannt worden.

Selbsthilfegruppen

Medikamente – sie sind nicht Ihr Feind! Mit ihrer Hilfe wird die Krankheit in die Knie gezwungen.

In Selbsthilfegruppen kommen Menschen zusammen, die unter einem gemeinsamen Problem leiden, um mit vereinten Kräften etwas zu dessen Überwindung beizutragen. Rheumapatienten brauchen neben Behandlung und Bewegung vor allem Begegnung und Beratung. Das Gefühl, allein zu sein, in ein tiefes Loch zu fallen und unerträgliche Angst vor der Zukunft zu haben, wenn sich die Verdachtsdiagnose „entzündliches Rheuma" bestätigt, dies alles macht vielen Betroffenen das Lesen schwer. „Was habe ich zu erwarten? Was kommt auf mich zu? Was ist zu tun? Was kann **ich** tun?" Fragen über Fragen! Rheumaambulanzen sind meist überfüllt, und niedergelassene Rheumatologen gibt es in Österreich noch kaum. Oftmals sind aber die sonstigen Hilfsangebote und richtigen Anlaufstellen nicht ausreichend bekannt oder sie werden viel zu wenig in Anspruch genommen, weil ein Arbeitnehmer fürchtet, als chronisch Kranker ins Abseits zu kommen und in die Isolation getrieben zu werden. Dabei ist **kein** Betroffener allein.

Um das Thema „Begegnung" und „Beratung" sind Anfang der 1980er Jahre Rheuma-Selbsthilfeorganisationen entstanden. Nach dem führenden Beispiel der Bechterew-Gruppen haben sich später Polyarthritis- und andere Selbsthilfegruppen entwickelt. Hier versuchen Menschen gemeinsam, ihre ähnlichen Lebensprobleme zu meistern. Mit der Zeit sammelt sich ein Schatz an Erfahrungen rund um die Erkrankung an und man erfährt, was man alles dagegen bzw. dafür unternehmen kann. Man erhält viele wertvolle und nützliche Informationen im Umgang mit der Krankheit, aber auch Tipps für das tägliche Leben, den Arbeitsplatz und die Behörden. Man ist also nicht allein, und man profitiert von der Vorerfahrungen anderer Betroffener.

Mit dem richtige Maß an Geduld, um den richtigen Menschen zuzuhören, mit Fantasie und Flexibilität, mit der sich Rheumapatienten selbst einbringen, lernen sie, alltägliche Dinge zeit- und energiesparend zu erledigen und sich die gewünschte Unabhängigkeit zu erhalten. **Die Leiter nicht weiter hinuntersteigen, sondern stehen bleiben und wieder hinaufsteigen.** Nicht sich zurückziehen und verbergen ist das Motto, sondern hinaus ins Leben zu gehen! Geistig und körperlich in Bewegung bleiben, im Wechsel mit genussvollen Mußestunden.

Rheuma-Selbsthilfegruppen in Österreich

Österreichische Rheumaliga (ÖRL)

Daniela Loisl (Präsidentin),
Jutta Sturn (Vize-Präsidentin)
Mahlerstraße 3/2/7
1010 Wien
0699 / 155 41 679 www.rheumaliga.at

Österreichische Vereinigung Morbus Bechterew (ÖVMB)

Ing. Paul POCEK (Präsident)
Obere Augartenstraße 26–28, 1020 Wien
01 / 332 28 10
www.bechterew.at

Verein Fibromyalgie Erkrankter Österreichs

Gerhard Zechner-Fleck (Obmann)
Obere Augartenstraße 26–28, 1020 Wien
0650 / 427 05 20
www.fibro-online.at

PSO Austria (Psoriatiker Vereinigung)

Renate Reichl (Obfrau)
Jägerstraße 3/2
1200 Wien
0699 / 10748379
pso-austria.at.tt

WIEN

SHG Wien

Hannelore Auringer
Fännergasse 2
1210 Wien
0699 / 116 215 28

NIEDERÖSTERREICH

SHG Niederösterreich

Gertrude Fuhrmann
Oeynhausnerstraße 28
2512 Tribuswinkel
02252 / 21273

SHG St. Pölten

Anneliese Edlinger
Klostergasse 25
3100 St. Pölten
02742 / 766 27

OBERÖSTERREICH

SHG Rohrbach

Klara Hauer
Harrauerstraße 21
4150 Rohrbach
07289 / 6558

SHG St. Marien

Alfred Rogl
Niederschörfing 2
4502 St. Marien
07227 / 8483

SHG Wels

Daniela Loisl
Oberlandshaag 52
4101 Feldkirchen/Donau
0664 / 50 452 42

SHG Polyarthritis

Helga Kritsch
Elisabeth Neyder
Rosenauerstraße 17 b
4040 Linz
0732 / 701 763
0732 / 378 311

SHG Polyarthritis Bezirk Braunau

Irmgard Mosshammer
Spraidt 10
5271 Moosbach
07724 / 6151

SHG Systemischer Lupus erythematodes

Petra Eckhardt
Eichenstraße 16/20
4100 Ottensheim
0664 / 540 31 63

SALZBURG

SHG Salzburg (Landesgruppenleitung)

Gertraud Schaffer
Dorf 132/6
5761 Maria Alm
06584 / 2067
0664 / 5965849

SHG Saalfelden

Gertraud Schaffer
Thorerstraße 26
5760 Saalfelden
06584 / 2067

SHG Stadt Salzburg

Elisabeth Piff
Innsbrucker Bundesstr. 36
5020 Salzburg
0662 / 459473
0662 / 423388

TIROL

SHG Rheuma Prophylaxe Tirol

Univ. Prof. Dr. Roland Pechlaner
Riedgasse 30
6020 Innsbruck
0512 / 283120

VORARLBERG

SHG Polyhelp

SHG Rheumakinder und Jungrheumatiker

Jutta Sturn
Montfortstraße 48a
6830 Rankweil
05522 / 46137
0664 / 630 29 78

STEIERMARK

SHG Kapfenberg

Gerda Hammer
C. Morre Straße 14/EKIZ
8605 Kapfenberg
0664 / 280 45 52

Elterngemeinschaft rheumakranker Kinder

Margit Walch
Am Josefsgrund 50
8043 Graz
0316 / 377 337

Polyarthritis SHG Graz

Ingrid Isak
Radlpaßstraße 63
8551 Wies
03465 / 2147

KÄRNTEN

SHG Kärnten

Ing. Edwin Jesenko
Rottendorferstraße 1
9560 Feldkirchen
04276 / 5105